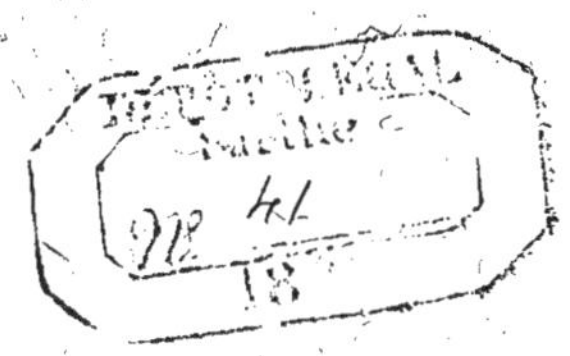

CONTRIBUTION A L'ÉTUDE BACTÉRIOLOGIQUE

DES

NÉPHRITES INFECTIEUSES

Par le Dr ÉDOUARD ENRIQUEZ

ANCIEN INTERNE DES HOPITAUX

PARIS

G. STEINHEIL, ÉDITEUR

2, rue Casimir-Delavigne, 2

1892

CONTRIBUTION A L'ÉTUDE BACTÉRIOLOGIQUE

DES

NÉPHRITES INFECTIEUSES

a

CONTRIBUTION A L'ÉTUDE BACTÉRIOLOGIQUE

DES

NÉPHRITES INFECTIEUSES

Par le Dr ÉDOUARD ENRIQUEZ

ANCIEN INTERNE DES HOPITAUX

PARIS

G. STEINHEIL, ÉDITEUR

2, rue Casimir-Delavigne, 2

1892

A M. LE DOCTEUR BALLET

PROFESSEUR AGRÉGÉ DE LA FACULTÉ DE MÉDECINE

MÉDECIN DE L'HÔPITAL SAINT-ANTOINE

HOMMAGE DE DÉVOUEMENT ET D'AFFECTION

EXPOSÉ DU SUJET. — DIVISION.

Cette thèse est divisée en cinq chapitres. Dans le premier, nous exposons les résultats de nos examens bactériologiques de l'urine normale : il nous a semblé que cette recherche était la préface indispensable de l'étude des néphrites infectieuses.

Dans le deuxième, nous rappelons brièvement la part de l'infection générale de l'organisme, c'est-à-dire la part médicale dans la production des lésions des néphrites ascendantes qui sont du domaine chirurgical.

Le troisième est consacré à l'historique, auquel nous avons peut-être donné un développement plus étendu qu'il ne comportait : mais pour établir le bilan bactériologique de telle ou telle néphrite infectieuse, nous avons été obligé souvent de recueillir les observations et les expériences une à une : c'est là notre seule excuse.

Dans le quatrième, après avoir essayé de diviser les néphrites infectieuses en néphrites infectieuses toxiques, uniquement causées par les produits de sécrétion des microbes, et en néphrites infectieuses proprement dites sous la dépendance immédiate des microbes eux-mêmes, nous exposons les résultats acquis, indiscutables sur la part qui revient aux poisons microbiens dans la pathogénie des néphrites.

Le chapitre V qui traite des néphrites infectieuses proprement dites, c'est-à-dire de celles qui s'accompagnent de la présence des microbes dans l'urine, constitue plus spécialement notre contribution personnelle.

Ce chapitre est divisé en deux parties. Dans la première partie, consacrée à l'expérimentation, grâce à la bienveillante direction du professeur François Frank du Collège de France, nous sommes arrivé à conclure en reproduisant les expériences d'Heidenhain, que le passage des microbes dans le rein est indépendant de la sécrétion aqueuse de l'urine, et qu'il se fait plus spécialement au niveau des cellules d'Heidenhain, ce qui explique la fréquence et l'étendue de leurs altérations dans la plupart des maladies infectieuses.

La seconde partie du même chapitre est consacrée à la clinique. Nous y rappelons successivement les résultats que nous a fournis l'étude bactériologique de l'urine, du rein et du sang, dans nos observations de néphrites infectieuses primitives (Erysipèle, pneumonie, fièvre typhoïde) et dans celles des néphrites infectieuses secondaires (Scarlatine, endocardite ulcéreuse, pemphigus infectieux).

Il était dans notre programme de réserver notre dernier chapitre à l'étude des abcès du rein. Mais les quelques expériences que nous avons faites ne pouvaient nous permettre d'aborder la question, si nous n'apportions en même temps au moins une observation : l'occasion ne nous l'a pas fournie.

CHAPITRE PREMIER

Bactériologie de l'urine normale

Dès le début de nos recherches bactériologiques sur l'urine de quelques-uns de nos malades, après avoir essayé plusieurs procédés pour recueillir le liquide tel qu'il existe dans la vessie, en évitant autant que possible les chances d'infection par les germes du canal de l'urèthre, ou ceux de l'atmosphère, nous avons été étonné de ce fait, à savoir : que l'urine des sujets en apparence de santé, loin d'être toujours aseptique, comme on l'admet généralement, contenait parfois des micro-organismes.

Nous avons cru qu'il y avait un certain intérêt à contrôler ces premiers résultats; aussi avons-nous entrepris à ce sujet trois séries de recherches:

1° Sur l'urine de quelques sujets bien portants;

2º Sur l'urine prise dans la vessie très peu de temps après la mort;

3º Sur l'urine d'un certain nombre d'animaux en apparence de santé.

Nous dirons immédiatement que ces recherches ont confirmé nos premiers résultats : *l'urine contenait des germes une fois sur trois en moyenne.* Ce fait qui, au premier abord, semble en contradiction avec toutes les notions acquises aujourd'hui, s'explique parfaitement par cette autre notion, bien établie à l'heure actuelle, *du microbisme latent.*

Historique. — M. Pasteur (1) le premier a recherché les microbes de l'urine. Par des expériences restées célèbres, il a prouvé que la fermentation ammoniacale de l'urine était l'œuvre d'un micro-organisme inférieur, le micrococcus ureæ. A la séance de l'Académie des sciences du 23 avril 1863 il déposa un ballon de verre stérilisé, rempli d'urine recueillie dans la vessie, urine qui s'était conservée intacte pendant quarante jours.

En 1874, Roberts (2) et Meissner, chacun de leur côté, arrivent à la même conclusion, à savoir que l'altération ammoniacale de l'urine ne peut se produire que par le contact des germes qui existent dans l'air.

Plus tard, Gosselin et Robin (3) examinèrent des urines devenues spontanément ammoniacales dans la vessie et y trouvèrent toujours la torulacée décrite par Pasteur et Van Tighem.

En 1877 Cazeneuve et Livon (4), dans une série d'expériences bien conduites, prouvèrent également qu'une vessie contenant de l'urine, suivant le cas, acide, alcaline, albumineuse ou sucrée, abandonnée à l'air ou

(1) Pasteur. *Comptes rendus de l'Académie des Sciences, 1865.*
(2) Roberts. *Philosophical transactions,* 1874.
(3) Gosselin et Robin. Recherches sur l'urine ammoniacale. *Comptes rendus,* 1874.
(4) Cazeneuve et Livon. *Revue mensuelle de médecine et de chirurgie,* 1877, p. 733, t. II, p. 166.

même à l'étuve ne dégageait pas d'odeur ammoniacale et ne contenait pas de micro-organismes au bout de douze jours, si préalablement on avait eu soin de jeter une double ligature sur l'uretère et sur le col de la vessie, de façon à éviter l'apport des germes au contact même du liquide.

Ces différentes expériences sont démonstratives en ce qui concerne la fermentation ammoniacale; elles établissent que la transformation de l'urée en carbonate d'ammoniaque nécessite dans l'urine le développement de certains micro-organismes bien déterminés, mais elles ne démontrent pas que l'urine au moment de sa sécrétion est toujours totalement dépourvue de microbes : en dehors des germes qui provoquent la fermentation ammoniacale, elle pourrait en contenir d'autres, incapables de produire les mêmes phénomènes de dédoublement. Il est vrai que Cazeneuve et Livon font, dans toutes leurs expériences, des examens microscopiques qui ont été négatifs. Mais il est de notion courante aujourd'hui que l'examen seul d'un liquide ne suffit pas pour affirmer l'absence de microbes, qu'il faut toujours faire suivre cet examen de cultures sur différents milieux nutritifs. C'est ainsi que MM. Straus et Chamberland (1), dans leurs recherches sur l'urine des animaux charbonneux, ont pu constater que quelques bactéridies, trop rares pour être vues à l'examen microscopique, s'éliminaient cependant par l'urine, puisqu'un grand nombre de cultures d'urine, qui paraissaient au microscope privées de bactéries, ont été fécondes.

(1) Straus et Chamberland. *Archives de Physiologie*, 1883.

Toute autre est l'affirmation de Kannenberg (1), qui, au début d'un travail important sur les néphrites dans les maladies infectieuses, se croit en droit de poser cette conclusion : « On réussit de temps en temps à voir des microbes dans l'urine fraîchement émise des personnes bien portantes, non fébricitantes, microbes qui affectent la forme de sphères ou de biscuits (microcoque ou diplocoque), plus rarement celle de chaînettes ou de bâtonnets ». Mais Kannenberg n'entre pas dans le détail de ses recherches, il n'indique pas le procédé dont il s'est servi pour recueillir l'urine d'une façon aseptique. D'autre part, il n'a fait que de simples examens sans les contrôler par des cultures.

Les recherches de Leube (1) sur l'urine normale sans être complètes, semblent entourées de toutes les garanties désirables au point de vue du manuel opératoire. Il ne met pas en doute un instant la possibilité pour les germes de traverser la membrane des glomérules, dans les conditions de santé aussi bien que de maladie. Il rappelle que la graisse pouvant filtrer à travers la membrane du glomérule intact, il est irrationnel d'admettre l'imperméabilité de cette même membrane vis-à-vis des microbes. Cependant ses expériences, au nombre de vingt, l'engagent à conclure que l'urine normale recueillie aseptiquement ne contient pas de bactéries. Dans un seul cas, l'urine s'est troublée et a dégagé l'odeur de la fermentation ammoniacale. Dans toutes les autres observations, elle s'est conservée intacte à l'étuve pendant des semaines et des mois.

---

(1) Kannenberg. *Zeilschrift für klinis Med.*, BD. I.
(2) Leube. *Zeilschrift für klinis. Med.*. BD. III, p. 238.

Mais pour Leube, si l'urine normale est aseptique dans le plus grand nombre des cas, c'est que les germes, qui peuvent filtrer accidentellement par les glomérules sans y déterminer aucune lésion, ne tardent pas à être entraînés au dehors par le courant du liquide sécrété. D'ailleurs les résultats négatifs obtenus par cet expérimentateur ne nous semblent pas très démonstratifs : il a recueilli l'urine et l'a portée à l'étuve. Or, l'urine est acide, et on sait que les milieux nutritifs de cette réaction ne conviennent qu'à un petit nombre de germes. Le développement de la plupart des micro-organismes pathogènes nécessite des milieux à réaction légèrement alcaline ou tout au moins neutre.

En résumé, pour tous les auteurs, excepté pour Kannenberg, l'urine normale des sujets en état de santé est toujours aseptique.

MM. Cornil et Brault (1) disent cependant textuellement : « Il pourrait se rencontrer dans l'urine des germes en petit nombre qui n'y déterminent pas de fermentation et qui n'y trouvent pas le milieu nutritif propre à leur développement ».

Nous avons essayé de notre côté d'examiner et de cultiver l'urine d'un certain nombre de sujets bien portants; dans quelques cas, nous avons recueilli l'urine dans la vessie même, immédiatement après la mort; enfin nous avons ensemencé l'urine, en même temps que le sang du rein et le sang du cœur, de quelques animaux qui présentaient toutes les apparences de la santé. Voici les résultats auxquels nous sommes arrivé (2) :

(1) Cornil et Brault. — *Pathologie du rein*, p. 289.
(2) Communication à la Société de Biologie. 21 nov. 1891, ...

A. — Recherches sur l'urine de sujets bien portants

Ces recherches ont porté exclusivement sur des hommes parce que chez la femme « l'urèthre peut être, pour les microbes, une large porte d'entrée dans la vessie ». (Lépine.) Les sujets que nous avons choisis étaient indemnes, depuis plusieurs années au moins, de toute suppuration de l'urèthre, et n'avaient jamais subi de cathétérisme.

Pour recueillir l'urine aseptiquement, au début, nous avions essayé de sonder nos sujets avec des sondes qui venaient d'être stérilisées à l'autoclave, prenant nous même toutes les précautions désirables, et ayant eu soin d'aseptiser au préalable le méat par un lavage successif au savon, sublimé, alcool et éther. A chaque recherche, nous avons introduit un fil de platine dans la lumière de la sonde, avant la sortie de l'urine, et nous avons ensemencé un tube témoin. Or, comme à différentes reprises, quelques-uns de ces tubes ont été fertiles, nous avons abandonné en même temps et le procédé et les sujets sur lesquels nous venions de l'essayer. Nous nous sommes adressé alors à un manuel opératoire beaucoup plus simple, conseillé d'ailleurs par M. Duclaux. Après avoir stérilisé le méat et l'extrémité antérieure du canal de l'urèthre, nous avons recueilli directement le jet de l'urine dans un tube stérilisé, ne prenant que la dernière partie du jet, laissant la première débarrasser le canal des germes qu'il peut contenir. Pour diminuer les chances de contamination par les micro-organismes de l'air, le tube doit être tenu presque horizontalement et le plus près possible du méat, sans le toucher toutefois.

Des ensemencements ont été faits à chaque expérience sur bouillon, agar et gélatine; des cultures comparatives faites simultanément sur des tubes d'agar-urée à 3 % selon la formule de Miquel nous permettaient de reconnaître très facilement les nombreux microbes de la fermentation ammoniacale.

Dans ces conditions nous avons fait deux séries d'expériences.

La première portait sur cinq sujets indemnes de toute infection. L'urèthre était sain, l'urine, acide, ne contenait pas d'albumine. L'examen de l'urine, pratiqué immédiatement après l'émission, a été négatif dans les cinq cas. Les cultures dans trois cas restèrent stériles, (deux collègues et un hystérique, salle Broussais). Les cultures d'urine des deux autres, deux hystériques (salle Aran) furent positives. Le bouillon et l'agar donnèrent, au bout de vingt-quatre heures; la gélatine, au bout de quarante-huit heures. L'examen fit reconnaître dans un cas un staphylocoque, et dans l'autre un micrococoque disposés surtout deux par deux ou en groupes de quatre. Ces deux micro-organismes furent inoculés à la dose de 2 cc. de cultures de bouillon datant de trois jours à 37°, dans le tissu cellulaire sous-cutané de deux cobayes : le staphylocoque détermina une suppuration peu étendue; la seconde inoculation resta sans résultat.

La deuxième série a porté sur six cas choisis également dans les mêmes conditions : urèthre sain, urine acide, sans albumine. L'examen microscopique immédiat fut négatif dans les six cas.

Les cultures furent stériles dans quatre cas, les deux

autres ont donné uniquement le staphylocoque doré. Les inoculations de 2^{c3} de cultures de bouillon datant de trois jours à 37° dans le tissu cellulaire de deux cobayes de même poids à peu près, donnèrent lieu toutes deux à une suppuration localisée aux régions inoculées, plus étendue cependant dans un cas que dans l'autre.

En somme sur onze cas, l'urine des sujets en apparence de santé, est resté sept fois stérile et a cultivé quatre fois. Elle a donné trois fois un staphylocoque pyogène, une fois un microcoque non virulent pour le cobaye.

Quelle conclusion est-on en droit de tirer de ces résultats ? Ces germes existaient-ils dans l'urine au moment de sa sécrétion, ou bien l'urine aseptique, quand elle a franchi le col vésical, a-t-elle été contaminée par les microbes qui existent normalement dans l'urèthre ? Pour M. Duclaux (1) la communication de l'urèthre avec l'air extérieur, les conditions d'humidité et de température qu'il présente, sont autant de causes qui favorisent le développement de germes dans son intérieur. On sait en effet depuis les recherches de Lustgarten et Manaberg (2), celles plus récentes de Torkild Rowsing (3), que l'urèthre de l'homme, au moins dans sa portion terminale, est habité normalement par un certain nombre de micro-organismes qu'ils ont essayé de classer. Tout dernièrement, cette étude a été tentée également par MM. Petit et Vassermann (4), dans le laboratoire du professeur Guyon. Il résulte de

(1) Duclaux. *Encyclopédie Chimique.* — Duclaux. *Microbiologie.* N° 20145 à la bibliothèque de la Faculté.

(2) Lustgarten et Manaberg. — Ueber die micro-orga. der norm. mannl. Urethra. *Viertel. f. Dermatologie und Syphilis* XIV Jahr. 1887, p. 405.

(3) Torkild-Rowsing. — Berlin 1890, Hirschwald, p. 60.

(4) Petit et Vassermann. *Clin. des maladies des organes génito urinaires,* uin 1894.

leur travail qui ne porte d'ailleurs que sur quatre observations, que l'urèthre normal est toujours habité par
des micro-organismes divers, mais qu'aucune des espè-
. ces qu'ils ont trouvées n'est pathogène dans les conditions ordinaires. « Une chose est à remarquer, disent
ces auteurs, c'est que nous n'avons jamais trouvé ni la
bactérie pyogène, ni le staphylococcus pyogenes aureus,
ni les autres micro-organismes pathogènes indiqués par
Roswing. Nous ne savons à quoi attribuer cette différence importante, nous nous bornons à la constater. »

Dans nos recherches au contraire, sur les quatre cas
où l'urine normale a donné des cultures positives, nous
avons trouvé trois fois les staphylocoques pyogènes, une
fois un microbe banal, non pathogène.

Quoiqu'il en soit, dans ces conditions, il semble difficile
de préciser si les germes que nous avons trouvés, prove-
naient de la contamination de l'urine après sa sortie de
la vessie par les microbes de l'urèthre normal, ou bien
s'ils existaient déjà dans le liquide secrété au niveau du
filtre rénal. Cependant les précautions antiseptiques que
nous avons prises, le soin que nous avons mis à recueillir uniquement l'urine de la fin de la miction, alors que
la première partie du jet entraînait les germes qui pouvaient se trouver dans le canal, ont suffi à nous procurer
des urines stériles dans sept cas sur onze. Si dans les
mêmes conditions, les cultures de quatre autres cas ont
été fécondes, nous ne croyons pas qu'il faille forcément
incriminer la muqueuse uréthrale.

Dans tous les cas la preuve de notre affirmation ne
saurait être faite qu'en puisant directement l'urine dans
la vessie sur le vivant; nous n'avons pas eu l'occasion
de faire cette expérience, mais nous avons ensemencé

des urines d'un certain nombre de cadavres, urines prises directement dans la vessie une demi-heure à une heure après la mort au plus tard.

B. — RECHERCHES SUR L'URINE DES CADAVRES

Pour arriver à prendre l'urine aseptiquement, nous avons suivi le manuel opératoire conseillé par tous les bactériologistes. Après avoir stérilisé la surface externe de la vessie par l'application d'un instrument porté au rouge, nous avons aspiré l'urine dans une pipette Pasteur préalablement stérilisée au four Chantemesse et flambée à nouveau au moment où nous nous en servions. D'un grand nombre de recherches que nous avons faites, nous n'en avons retenu que cinq qui toutes concernaient des malades que nous avions pu observer dans nos salles. Ces cinq sujets, indemnes de toute infection, avaient succombé, l'un à une paralysie générale alcoolique (Salle Rostan), deux à des accidents asystoliques (Salle Broussais), les deux autres (Salle Aran), l'un à une thrombose syphilitique du tronc basilaire, l'autre à un ramollissement cérébral.

L'examen de l'urine au moment de la prise a été négatif dans les cinq cas. Les cultures d'urines ont été stériles pour les trois cas de la salle Rostan et de la salle Broussais; elles ont été fécondes pour les deux de la salle Aran. Dans les deux cas le bouillon, l'agar et la gélatine donnèrent des cultures pures de staphylocoques, dont l'inoculation à deux cobayes causa de la suppuration.

C. — Expériences sur l'urine normale de quelques animaux

Ces expériences ont porté sur trois lapins et dix cobayes. L'urine était prise aseptiquement dans la vessie aussitôt que les animaux venaient d'être sacrifiés. L'examen immédiat était suivi de cultures sur bouillon et agar (à 38°) et sur gélatine. Nous avons ensemencé chaque fois également le sang du rein et le sang du cœur, chacun sur les trois milieux.

L'examen sur lamelles de l'urine des trois lapins et toutes les cultures ont été négatifs.

Sur les dix cobayes, cinq fois l'examen de l'urine ainsi que les cultures de l'urine, du sang du rein et du sang du cœur n'ont rien donné.

Dans les cinq autres cas où les cultures ont été positives, l'examen immédiat de l'urine n'a donné de résultat que dans *un seul cas :* la préparation était remplie de bâtonnets, fins, effilés à leurs extrémités, les uns rectilignes, les autres recourbés, de longueur très variable. On trouvait mélangés à ces bâtonnets, mais en moins grand nombre, des cocci de dimension à peu près égale, disposés deux par deux, en petits amas ou en grappes. Quant aux cultures, dans deux cas les tubes d'agar ont donné un staphylocoque blanc au bout de 24 heures. Les tubes d'agar ensemencés avec le sang du rein ont été stériles.

Dans deux autres cas, l'ensemencement de l'urine, du sang du rein et du sang du cœur a fait pousser dans tous les tubes un staphylocoque dont quelques colonies ont pris au bout de quelques jours sur les tubes d'agar et de gélatine la teinte jaune dorée.

Le cinquième cas se rapporte à celui où l'examen de l'urine après la prise, nous a révélé la présence d'une grande quantité de bâtonnets mélangés à des cocci. Tous les ensemencements ont cultivé. Sur l'agar on distinguait deux espèces de colonies, les unes grises, les autres jaunes. Les grises étaient composées de bâtonnets, les jaunes d'un staphylocoque.

En résumé, sur treize expériences portant sur des animaux pris au hasard, paraissant bien portants, huit fois l'urine était aseptique. Cinq fois, elle contenait des micro-organismes, quatre fois un staphylocoque, une fois un staphylocoque associé à un bacille.

Dans tous les cas où les cultures d'urine ont été positives, l'ensemencement du sang du cœur a donné identiquement les mêmes résultats.

Incidemment nous ajoutons que sur un certain nombre de cobayes qui ont servi à nos expériences notre collègue et ami Létienne a fait des prises aseptiques de la bile contenue dans la vésicule biliaire. L'examen immédiat ne lui a fait reconnaître des micro-organismes que dans un cas, celui où l'examen de l'urine avait été également positif ; mais les cultures ont été fécondes quatre fois sur cinq.

Réflexions. — Si dans nos expériences sur le vivant il restait un doute sur l'origine des microbes que nous avions trouvés dans l'urine normale, ce doute n'existe plus par la série de recherches sur le cadavre, où l'urine prise dans la vessie, de 20 minutes à 1 heure au plus tard après la mort, n'a pas encore eu le temps d'être envahie par les micro-organismes de la putréfaction d'une part, et d'autre part n'a pas eu à subir le contact de la muqueuse uréthrale, habitat normal de certaines espèces microbiennes. Nous sommes autorisé à conclure que si l'urine normale (acide, sans albumine) est aseptique généralement, elle peut contenir dans certaines circonstances, chez des sujets qui ne présentent aucun phénomène d'infection, des microbes qui affectent le plus souvent la forme de staphylocoques. La présence dans le sang du cœur des microbes trouvés dans l'urine dans nos cinq expériences sur des animaux en apparence de santé, pris au hasard, nous autorise à penser que leur existence dans l'urine normale chez l'homme, peut être rattachée, dans quelques cas, au passage à travers les reins de germes introduits accidentellement dans le sang.

Après avoir consigné les faits que nous avons observés, nous avons essayé de pénétrer pour chacun d'eux la condition particulière qui pouvait les expliquer dans une certaine mesure.

Dans les seize recherches que nous avons faites sur l'urine humaine, onze sur des sujets bien portants, cinq sur des cadavres d'individus ayant succombé à des maladies nullement infectieuses, dix fois l'urine a été reconnue aseptique et par l'examen et par les cultures. Donc, dans la majorité des cas, la notion courante que l'urine est aseptique demeure vraie. Restent six cas, quatre sujets et deux cadavres, dont les urines normales, acides, sans albumine ni cylindres, ne montraient pas de microbes à l'examen sur lamelles, mais ont cultivé sur différents milieux (cinq fois les staphylocoques pyogènes, une fois un staphylocoque non pathogène).

Si les six fois où l'urine a donné lieu à des cultures positives, l'examen immédiat au moment de la prise a été négatif, c'est que les germes qu'elle contenait étaient en nombre fort restreint. Cette notion est importante à établir, puisqu'il est reconnu aujourd'hui après les recherches de Chauveau, Waston-Cheyne, Bouchard et Charrin, que le nombre d'agents infectieux entre pour une large part dans la production de l'infection. Ainsi la petite quantité de microbes qui existaient dans ces urines expliquerait, dans une certaine mesure, l'absence de symptômes infectieux et de détermination rénale.

Parmi ces six cas, deux se rapportent à des élèves du service, quatre à des sujets choisis dans nos salles. Il est à remarquer que ces quatre derniers cas de cultures positives d'urine concernent quatre malades de la même salle, la salle Aran (deux hystériques et deux cadavres), alors que la même recherche sur les sujets et les cadavres des deux autres salles (Broussais et Roustan) est restée constamment négative. Dans ces conditions on ne pouvait s'empêcher de rechercher s'il n'existait pas dans la salle Aran une cause spéciale d'infection, qui faisait défaut dans les deux autres. Il se trouve, en effet, que cette salle est particulièrement réservée aux tuberculeux du service : 15 lits sur 24 au moins sont occupés constamment par des phthisiques, dont l'expectoration est une cause permanente de dissémination dans l'atmosphère des nombreux germes d'infection secondaire qui y pullulent. — Or, les expériences de M. le professeur

Straus (1) ont démontré qu'un petit nombre seulement, 1/600 à peine, des germes qui pénétrent dans les voies respiratoires avec le courant d'inspiration sont éliminés par l'expiration. La plus grande partie se dépose à la surface de la muqueuse respiratoire jusque sur les alvéoles pulmonaires. D'autre part, il résulte de nombreuses recherches que la couche épithéliale normale, intacte des alvéoles, ne constitue pas une barrière suffisante capable d'arrêter la pénétration de ces microbes dans l'organisme. La loi de l'imperméabilité des membranes vivantes formulée naguère par Wissokowitsch est fortement ébranlée aujourd'hui (2). Baumgarten et Botte (3) ont prouvé que les bacilles charbonneux morts franchissent très facilement la couche épithéliale normale des alvéoles, et qu'ils peuvent être retrouvés déjà au bout de 3 heures dans les follicules lymphatiques péribronchiques. A coup sûr, la pénétration n'est pas aussi facile pour les microbes vivants. L'organisme se défend par les phénomènes de phagocytose qui se produisent à la surface des alvéoles et qui ont été bien étudiés par Thistovitch (4). Mais si la plus grande partie des microbes sont absorbés par les cellules épithéliales, comme Fleck (5) l'a démontré pour le staphylococcus pyogenes aureus, un certain nombre peuvent pénétrer dans le courant circulatoire, qui ne tarde pas à les disséminer soit dans les organes destructeurs des microbes, comme la rate, le foie, la moelle des os, le

---

(1) *Annales de l'Institut Pasteur*, 1888, page 181.

(2) Une très importante communication de Galippe à la Société de Biologie est venue tout récemment confirmer nos résultats. (Nov. 1891.)

(3) BAUMGARTEN et BOTTE cités d'après HILDEBRANT. Kœnisberg, 1888.

(4) FLECK. *Die acute Entzündung der Lunge*. Bonn, 1886.

(5) THISTOVITCH. *Annales Institut Pasteur*, 1889, p. 337.

corps thyroïde ou les amygdales (Bouchard), soit au niveau des glomérules où ils sont éliminés avec l'urine. Cette élimination, pour ainsi dire physiologique, de microbes, ne s'accompagne pas d'infection, parce que, comme dit le professeur Bouchard, « ce qui rend possible le développement de la maladie infectieuse, ce n'est pas la rencontre fortuite d'un homme et d'un microbe ; l'agent infectieux ne trouve qu'exceptionnellement les circonstances favorables, je ne dis pas, à sa pénétration, mais à son développement et à sa multiplication. »

Les deux autres cas où l'urine normale de sujets en pleine santé a donné des cultures de staphylocoques pyogènes concernaient deux élèves du service de notre maître, M. le docteur Ballet. L'un avait eu, deux semaines auparavant, une angine assez intense pour l'obliger à s'absenter quelques jours. Bouchard et Kannenberg les premiers ont appelé l'attention sur les néphrites consécutives aux angines infectieuses ; mais dans le cas particulier, il n'y avait aucun symptôme de néphrite : l'urine normale ne contenait pas trace d'albumine, l'examen microscopique ne révélait ni cylindres, ni globules blancs, ni globules rouges, et cependant, l'élimination rénale de microbes, ayant conservé une certaine virulence, continuait à se faire plus de 10 jours après la guérison de l'angine. Au surplus, pour bien nous assurer de la relation qui existait entre la détermination pharyngée et la présence des staphylocoques dans l'urine, nous avons recueilli l'urine du même sujet, dans les mêmes conditions, trois mois après la première expérience : l'examen et les cultures de cette seconde prise ont été négatifs.

L'autre élève dont l'urine normale contenait également le staphylococcus pyogenes aureus, était l'externe chargé du service des autopsies. Il se trouvait dans une certaine mesure, dans les mêmes conditions que nos malades de la salle des tuberculeux. Il présentait en plus, à l'index gauche, une légère écorchure qui avait donné lieu à la formation d'une gouttelette de pus. Cette infection locale, toute insignifiante qu'elle était, s'accompagnait d'une élimination rénale des micro-organismes qui l'avaient causée, sans que cependant l'urine présentât ni albumine, ni cylindres, ni éléments figurés.

La conclusion qui se dégage de ces recherches, c'est que : si l'urine normale est aseptique, privée de toute espèce de germes, dans le plus grand nombre de cas, elle peut cependant contenir, dans certaines circonstances, quelques micro-organismes en petit nombre, il est vrai, qui d'ailleurs ne s'y développent pas ou s'y développent mal à cause de son acidité. Cultivés sur agarurée, ces germes n'ont pas provoqué de fermentation ammoniacale. — Les staphylocoques pyogènes sont les microbes que nous avons trouvés le plus fréquemment. Ces microbes proviennent, selon toute vraisemblance, d'une véritable élimination physiologique rénale; celle-ci contribue à débarrasser le sang d'une façon mécanique des germes qui ont pu s'y introduire accidentellement, malgré le phagocytisme normal permanent qui défend les voies respiratoires et digestives contre les diverses espèces de microbes qu'elles contiennent.

DIVISION

On divise les déterminations microbiennes des reins en deux grandes classes : *néphrites infectieuses ascendantes* quand les microbes, ayant gagné la vessie, ont remonté par l'uretère et le bassinet jusque dans les reins ; et *néphrites infectieuses descendantes*, quand la dissémination des germes dans le parenchyme rénal s'est faite par le sang des artères rénales, quelquefois par les troncs lymphatiques. Cette distinction n'est pas absolue, et comme Albarran (1) l'a montré dans son excellent travail sur le rein des urinaires, une infection rénale descendante peut venir se greffer sur une infection rénale ascendante.

(1) ALBARRAN. *Rein des Urinaires.* Thèse de Paris, 1888.

CHAPITRE II

Néphrites infectieuses ascendantes

Ces néphrites sont du domaine chirurgical. Il n'entre
pas dans notre cadre de les décrire complétement :
nous nous bornerons, après un court historique, à rappeler la part que l'infection générale de l'organisme peut
prendre dans leur évolution.

HISTORIQUE

Bonet (1), le premier, établit cliniquement que l'inflammation des voies urinaires inférieures pouvait suivre une marche ascendante et arrive ainsi jusqu'au
bassinet et au rein. Après lui, Rayer (2) créa la pyélonéphrite consécutive aux maladies de la vessie, de la
prostate et de l'urèthre. En 1869 Klebs (3) prouva l'origine microbienne de ces pyélo-néphrites en y découvrant des bactéries allongées. Depuis lors, de nombreux
expérimentateurs ont surtout cherché à dissocier dans
les inflammations rénales consécutives aux maladies d'excrétion de l'urine, la part qui revient aux conditions
mécaniques et à l'infection. Nous citerons plus particu-

(1) BONET. *Sepulchretum*, t. II.
(2) RAYER. *Maladies des reins.*
(3) KLEBS. *Handbuch der path. Anatomie.* t. II, p. 665.

lièrement les expériences de Charcot et Gombault (1),
Aufrecht (2), Bos (3) et surtout celles de Straus et
Germont (4) sur la ligature de l'uretère. Ces derniers
auteurs ont démontré que la ligature aseptique de l'uretère né déterminait pas d'inflammation rénale : les cellules épithéliales sont aplaties et plus tard atrophiées ;
le tissu conjonctif subit une altération mécanique sans
trace d'inflammation interstitielle. Mais tel n'est pas le cas
dans ce qu'on observe le plus souvent en clinique :
l'obstacle au cours de l'urine ne siège pas sur l'uretère,
mais dans la vessie : la stagnation de l'urine ne tarde
pas à s'accompagner du développement de certaines
espèces microbiennes, qui s'y introduisent soit à la faveur d'un cathétérisme aseptique, soit par continuité
pour ainsi dire comme l'admet M. Duclaux, les germes
contenus dans l'urèthre pouvant, dans ces conditions
anormales, cultiver sur toute la surface de la muqueuse
uréthrale et arriver ainsi jusqu'à la vessie. « S'il y a des
« lésions des voies urinaires, si l'urine s'écoule d'une
« façon lente et continue, quoi de plus simple que
« d'admettre que la fermentation se transmet de pro-
« che en proche jusqu'à la vessie : ce ne sont pas les
« chapelets de la torulacée qui individuellement par-
« courent le canal, mais c'est la prolifération des
« cellules du ferment qui l'envahit peu à peu ». (Duclaux.)

Ces germes venus de l'extérieur sont quelquefois les
microbes ferments de l'urée, dont l'étude a été complé-

---

(1) CHARCOT et GOMBAULT. Cirrhoses épithéliales en général. *Prog. médical*, 1878, p. 81.
(2) AUFRECHT. *Die diffuse Nephritis*. Berlin 1879.
(3) Bos. Ueber diffuse Nephritis. *Berl. Klin. Woch.* 1880, p. 420.
)4) STRAUS et GERMONT. *Archives de Physiologie*, 82.

tée récemment par Miquel. Dans d'autres circonstances les néphrites ascendantes sont dues au gonocoque de Neisser (Murchison, Finger et Leprévost), ou au bacille de Koch : mais bien plus souvent, on peut dire presque toujours, c'est un micro-organisme spécial, en forme de bâtonnet qui en est cause. Isolé ou associé à d'autres germes pathogènes, il a été retrouvé quarante-sept fois sur cinquante par l'école de Necker. Cette bactérie a été découverte en 1886 par Clado qui l'a désignée sous le nom de bactérie septique de la vessie. Depuis, son étude a été reprise et complétée dans le service du professeur Guyon par Hallé et Albarran, qui lui ont donné le nom de bacterium pyogenes, bactérie pyogène. Il résulte en effet de leurs observations et de leurs expériences, que presque toutes les suppurations de l'appareil urinaire sont sous sa dépendance. Cependant d'autres micro-organismes qui s'associent souvent à la bactérie pyogène pour produire des infections combinées (Albarran), peuvent exceptionnellement produire exclusivement par eux-mêmes des infections simples : ce sont les microbes vulgaires de la suppuration, le streptococcus pyogenes de Rosenbach et les différentes espèces de staphylocoques pyogènes, beaucoup plus souvent l'aureus que l'albus et le citreus.

INFECTIONS ASCENDANTE ET DESCENDANTE

L'infection ascendante déterminée par la bactérie pyogène peut, à un moment donné, se compliquer d'une infection générale : le microbe cause de la pyélonéphrite passe dans la circulation et s'éliminant ensuite à nouveau par les reins, réalise la condition pathogénique d'une néphrite infectieuse médicale telle que l'a établie le professeur Bouchard.

Dans tous les cas, ces infections, simples ou combinées, ascendantes ou descendantes, après une période de congestion plus ou moins longue produisent ou la sclérose ou la suppuration du rein.

Quelques-unes des observations d'Albarran tendent à prouver en effet, que les microbes dont la fonction pyogène est la mieux établie, comme la bactérie pyogène, ne provoquent pas toujours la suppuration dans leurs déterminations rénales : l'inflammation causée par ce micro-organisme, au lieu d'évoluer vers la formation d'abcès, peut se terminer par la sclérose des régions atteintes. L'existence d'une sclérose rénale d'origine microbienne, infectieuse, a d'ailleurs été réalisée expérimentalement par MM. Bouchard et Charrin dans leurs recherches sur la maladie pyocyanique.

La suppuration, tant que l'infection générale de l'organisme ne se produit pas, reste localisée à la substance pyramidale : les bactéries pénètrent par les tubes collecteurs, montent en rayonnant suivant la direction même de la pyramide: un petit nombre seulement arrivent jusque dans la substance corticale; rarement on en trouve dans l'intérieur du glomérule ou dans l'espace qui sépare le bouquet vasculaire de la capsule. Pour Albarran, les bactéries, dans ces néphrites ascendantes, ne se propagent pas exclusivement par les voies des canaux urinaires : un certain nombre, sorties des canaux médullaires ou corticaux, envahissent le tissu conjonctif interstitiel et peuvent ensuite se répandre dans toute l'étendue du parenchyme rénal par la voie lymphatique. Aussi dans ces conditions, la suppuration est diffuse, très étendue, sans foyer déterminé. Quelquefois même cette suppuration rénale pourra se compliquer de suppuration périrénale, par la propagation des microbes, par la voie lymphatique, des parois du bassinet à la capsule et au tissu cellulaire qui l'entoure;

Cette infection d'origine canaliculaire et lymphatique peut se compliquer en plus d'infection par voie sanguine; la suppuration qui suit cette infection ne présente ni la même distribution, ni la même forme. Les vaisseaux sanguins étant beaucoup plus nombreux dans la substance corticale, c'est dans cette région que siégeront de préférence les nouveaux abcès. Ceux-ci sont presque toujours consécutifs à des embolies microbiennes; aussi leur grandeur et leur forme seront-elles commandées par le volume et la distribution du vaisseau oblitéré. —

Les caractères anatomiques des abcès permettent donc, dans une certaine mesure, de faire la part de l'infection ascendante et de l'infection descendante. Dans l'infection ascendante, la suppuration, primitivement localisée à la région de la papille, se propage de proche en proche par les canaux ou la gangue conjonctive; elle est diffuse, rayonnante, mais cependant, reste souvent limitée à la substance pyramidale et n'arrive qu'accessoirement jusqu'à la substance corticale, tandis qu'elle se propage volontiers à la capsule de Haller. Dans l'infection descendante, les abcès siègent surtout dans la substance corticale : nombreux, de petit volume, ils sont quelquefois agglomérés sous la forme d'un cône dont la base regarde la périphérie du rein.

Symptômes. — Dans l'évolution clinique des néphrites ascendantes, nous rappellerons seulement que la fièvre serait due, d'après le Professeur Guyon et Albarran, à la pénétration dans le sang des germes contenus dans l'urine. Pour Albarran, elle serait même complètement indépendante de la suppuration : la fièvre et la suppuration seraient deux manifestations différentes de la réaction de l'organisme, la fièvre étant la réaction générale, la suppuration la réaction locale, sans que les deux phénomènes présentent la moindre relation de cause à effet.

L'élimination par les reins de ces microbes absorbés dans les voies urinaires peut donner lieu à différentes formes de néphrites. Albarran classe ces néphrites descendantes sous trois chefs.

I. Forme foudroyante. La mort arrive en quelques heures : le rein ne présente à l'autopsie que les lésions de la congestion simple ou hémorrhagique. Cette forme peut survenir chez les urinaires à la suite des interventions chirurgicales les plus insignifiantes parce que : « le traumatisme, dit Albarran, facilite l'introduction « des micro-organismes, et très probablement favorise « l'absorption des poisons déjà produits par eux et qui « se trouvent dans l'urine. »

II. Forme aiguë, qui dure de 2 à 7 jours et qui détermine des lésions rénales diffuses, suivant le cas *hémorrhagiques, épithéliales,* ou à prédominance de phénomènes de diapédèse.

III. Forme prolongée, dans laquelle la diapédèse se termine par la formation d'abcès.

CHAPITRE III

Néphrites infectieuses descendantes

Bien avant la démonstration de l'origine parasitaire de la plupart des maladies générales, leurs déterminations rénales ont appelé l'attention d'un grand nombre d'observateurs. Dans quelques cas, les complications rénales ont été assez intenses pour qu'on fût en droit d'établir dans le cadre nosologique, des formes spéciales de ces maladies, pouvant se terminer par des symptômes urémiques. Leur existence est même assez fréquente pour que M. Landouzy ait pu écrire « qu'elles sont aux maladies infectieuses ce que l'endocardite est au rhumatisme ». L'albuminurie accompagnée souvent d'hématurie, les cylindres plus ou moins abondants dans l'urine, des cellules épithéliales provenant soit des tubes contournés, soit des canaux excréteurs : tels étaient les signes qui décelaient l'altération rénale et qui, dans une certaine mesure, pouvaient en fixer l'étendue. Mais depuis que la cause prochaine de l'infection a pu être déterminée avec certitude, au moins pour certaines maladies, on a pu constater parfois, qu'un nouvel élément venait s'ajouter à ceux que fournissait déjà l'examen de l'urine : ce nouvel élément était le microbe cause de la maladie, le microbe pathogène lui-même. Bien plus des observations très précises ont prouvé que l'existence des microbes pathogènes dans l'urine n'exigeait pas fatalement une infection préalable de l'organisme tout entier : une infection locale, un simple furoncle, une suppuration toute limitée, pouvaient, à un moment donné, s'accompagner de l'élimination par l'urine des micro-organismes qui les avait provoqués. Cette élimination rénale des microbes par l'urine s'accompagnant presque toujours d'albuminurie et de cylindres, quelques auteurs ont admis entre les deux termes une relation étroite de cause à effet : la lésion rénale était sous la dépendance de la présence des bactéries dans les reins, et rentrait dans le cadre nouveau des néphrites infectieuses.

HISTORIQUE

L'historique des néphrites infectieuses, quoique ne remontant qu'à une date peu éloignée, nécessite cependant certaines divisions.

Nous diviserons çet historique en quatre périodes :

La première s'étend jusqu'en 1880, époque à laquelle la notion des néphrites infectieuses est définitivement acceptée ; nous rappellerons brièvement les noms des premiers auteurs qui, imbus des nouvelles théories de l'infection, se sont attachés à constater, avec plus ou moins de succès, les agents parasitaires dans les coupes du rein.

La deuxième se rapporte aux recherches qui ont permis en 1880 à Kannenberg et au Professeur Bouchard d'établir l'existence des néphrites infectieuses.

La troisième est consacrée à de nombreux travaux d'expérimentation.

Dans la quatrième, postérieure à 1880, surgissent de différents côtés des recherches bactériologiques très importantes, concernant chaque néphrite infectieuse en particulier.

I. Historique jusqu'en 1880. — En 1868 Fischer de Breslau fut le premier qui détermina expérimentalement une néphrite septique par l'injection intra-veineuse d'hémite de soude. Il rapprocha cette lésion de celle qui survient chez l'homme à la suite des anthrax et des phlegmons diffus. Dans les deux cas, on a affaire à une néphrite parenchymateuse diffuse : les microbes remplissent les vaisseaux, et déterminent par places, des embolies microbiennes qui se terminent par des hémorrhagies ou des abcès.

Hueter et Tommasi (1) en 1868 trouvaient dans les urines de malades ayant succombé à la diphtérie, le micrococcus qu'ils croyaient spécifique de cette maladie.

Recklinghausen (2), le premier, arriva à reconnaître les microbes dans les tissus, grâce à leur grande résistance aux acides et aux alcalis.

En 1870 Waldeyer et Klebs (3) trouvent le microsporon septicum dans les abcès des reins consécutifs à la pyohémie.

D'un autre côté Klebs (4) trouva également des microbes allongés dans les reins de malades atteints de lésions des voies urinaires : il décrivit sa pyélonéphrite mycosique.

(1) Hueter et Tommasi. *Centralblatt* 1868 *Lehrbuch der path. Anat.* T. I p. 387,

(2) Recklinghausen. Micrococcen colonien in metast Herden *phys. med. ges.* T. II, Würzburg.

(3) Waldeyer et Klebs. Path. Anat. der Wundinfectionkrankeiten. *Virchows'arch.* 40.

(4) Klebs. *Handbuch der path. Anatom.* p. 255.

Plus tard Oertel (1), Letzerich (2), chacun de leur côté, appellent l'attention sur des organismes en forme de microcoques ou de bâtonnets qu'ils signalent dans des coupes de reins. Eberth (3) les retrouve dans les infarctus rénaux d'une endocardite ulcéreuse. En 1875 une nouvelle méthode de coloration permit à Weigert de constater l'existence d'amas de bactéries rondes dans les vaisseaux des reins, dans quelques cas de variole. En 1878, Markwald (4) a fait dans le service de Leyden une série d'expériences sur le lapin, ayant pour but de provoquer des néphrites septiques par l'injection intra-veineuse de liquides putrides renfermant des bactéries. L'urine devenait fortement albumineuse, et renfermait des cylindres contenant des bactéries. Pour ces expérimentateurs, la lésion rénale était due uniquement au passage des micro-organismes à travers le rein.

Litten (5), dans un mémoire sur les maladies septiques, rappelle que, dans ces maladies, les microcoques se dispersent dans le rein sous forme de traînées jaunâtres, qui siègent surtout dans la substance médullaire, et correspondent soit aux vaisseaux droits, soit à des faisceaux de tubes de pyramide. Dans une observation de Litten, l'agglomération des bacilles dans les tubes urinifères a été assez considérable pour amener un arrêt complet de la sécrétion urinaire.

(1) Oertel. *Ziemmsen's Handbuch.* T. II; *Arch. fur. experiment. Path.* T. II.
(2) Letzerich. *Ueber diphteritis.* Berlin. Hirhsswald. 72.
(3) Eberth. *Virchow's Arch.* 1873 T. LVII.
(4) Markwald. *Anatom. Beiträge für Lehre von den Pocken.* Breslau 1875.
(5) Litten. Mycotische Nierenerkrankung. *Zeitschr. fur klin Med.* T. II, p. 452.

Dans la suite un certain nombre d'observateurs, poursuivant les mêmes recherches ne sont pas toujours arrivés aux mêmes conclusions que Letzerich, Oertel, Litten, etc.

En 1880, Brault (1) après plusieurs examens de néphrite diphtéritique, trouve que la seule altération constante est l'infiltration protéique.

Quelque temps après, Furbringer (2) et Friedlander (3), mettant en œuvre la technique de Weigert, n'ont pu arriver à colorer le moindre microbe dans les reins de dix enfants morts de diphtérie infectieuse, pas plus dans les vaisseaux que dans l'intérieur des canaux excréteurs de l'urine.

Par contre, Gaucher (4) a rencontré, dans les cellules épithéliales des tubuli des sujets morts de la même maladie, des granulations brillantes qui présentaient les caractères des schyzomicètes.

Mais ni les expériences de Fischer, Klebs, Markwald et Litten, ni les quelques constatations de microbes dans les coupes de reins, ne suffisaient pour attester la nature infectieuse de certaines néphrites. Les injections de liquides putrides déterminent bien des lésions rénales, caractérisées par de l'albuminurie avec présence dans l'urine de cylindres farcis de bactéries; mais, comme le rappellent avec raison MM. Lecorché et Talamon (5), il est difficile de faire la part de la lésion provoquée par le microbe lui-même, et de celle qui est

(1) Brault. *Journal de l'anatomie.* 1880, p. 678.
(2) Furbringer. *Virchow's Archiv.* O. L. XXXXI. 1883.
(3) Friedlander. *Fortschritte der Medicin.* 1883, n° 3.
(4) Gaucher. *Gazette médicale de Paris.* 1881, p. 94.
(5) Lecorché et Talamon. *Traité de l'albuminurie et du mal de Bright.* Paris, 1888, p. 123.

E   3

sous la dépendance des substances irritantes diverses qui lui servent de véhicule. Les seules expériences qui peuvent avoir une valeur réelle consistent, en effet, à injecter des liquides de constitution chimique bien définie, contenant telle ou telle espèce microbienne bien déterminée et en culture absolument pure.

D'autre part, la constatation de micro-organismes dans les reins ne peut également éclairer la pathogénie des néphrites infectieuses, que si elle est faite immédiatement après la mort; car, étant donné la rapidité avec laquelle se développent les germes de la putréfaction, il est souvent difficile, même si l'examen est fait quelques heures après la mort, de les distinguer de ceux qui ont déterminé l'infection première.

II. Kannenberg et Bouchard. — Cependant à peu près à ce même temps, en 1880, apparaissent deux mémoires importants qui, appuyés tous deux sur de nombreuses observations cliniques, établissent la nature parasitaire, microbienne de la néphrite qui accompagne la plupart des maladies fébriles : les travaux de Kannenberg (1) et Bouchard (2) concluent à l'existence des néphrites infectieuses.

Kannenberg après avoir constaté que l'urine de certains sujets sains pouvait contenir des micro-organismes, affirme :

1o « Que dans toutes les maladies fébriles ces micro-organismes augmentent de nombre » ;

2o « Qu'ils se trouvent particulièrement nombreux

---

(1) Kannenberg. Ueber Nephritis bei acuten Infectionskrankheiten. *Zeitschrift für klin. Medicin.* 1880. Bd. 1. p. 506.

(2) Bouchard. *Bull. Société clinique.* Paris, 1880. *Transactions du congrès de Londres*, 1881, p. 346. *Revue de médecine*, 1881, p. 671.

dans les maladies infectieuses qui se compliquent de néphrite. »

Il a pu faire des recherches sur la scarlatine, la rougeole, l'érysipèle, la pneumonie, la fièvre intermittente, la diphtérie, le typhus abdominal et exanthématique, la fièvre récurrente qu'il a étudiée plus particulièrement : « à chaque accès, dit-il, les microbes passaient dans l'urine, et cela d'autant plus abondamment que la température s'élevait plus haut, et que les spirilles se trouvaient en plus grande quantité dans le sang. Aussitôt après la crise, leur nombre se réduisait à quelques individus isolés, pour augmenter à nouveau dès le début de l'accès suivant. »

D'une façon générale pour Kannenberg, « dans tous les cas où les maladies infectieuses s'accompagnaient de néphrite, les microbes se trouvaient plus nombreux dans l'urine, et l'évolution de la néphrite était directement subordonnée à leur présence en plus ou moins grand nombre dans le liquide ». Dans les cas de néphrites compliquant la fièvre récurrente, qu'il a observés, l'urine albumineuse renfermait de nombreux cylindres hyalins et épithéliaux, des globules rouges, des cellules lymphatiques, des mono et diplocoques ainsi que des streptocoques et des bactéries. Ces éléments figurés disparaissaient un ou deux jours après la terminaison de la crise. Dans l'intervalle qui séparait deux accès, l'urine, plus claire, plus abondante, ne contenait ni albumine, ni cylindres, ni microbes. Mais MM. Lecorché et Talamon (1) font remarquer avec raison, que ce qui diminue incontestablement la valeur des observations de Kan-

(1) Lecorché et Talamon. *Loco citato*, p. 226.

nenberg au point de vue de la pathogénie de la néphrite infectieuse telle qu'il l'entend, c'est que le microbe qu'il trouvait dans l'urine ne présentait pas la même morphologie, si spéciale d'ailleurs, que celui qui existait dans le sang. Tandis que dans le sang il pouvait constater à chaque accès l'existence de la spirille d'Obermeier, les microbes qu'il trouvait, dans l'urine, se présentaient le plus souvent sous la forme de microcoques ou de bâtonnets. Dans un seul cas, où la néphrite était d'ailleurs compliquée d'hématurie, Kannenberg a retrouvé la spirille dans l'urine.

En outre, un des grands caractères qu'il assigne aux néphrites des maladies infectieuses, « c'est de disparaître complètement à la chute de la température ». Par conséquent pour lui, l'élimination rénale, tout en étant la cause immédiate d'une néphrite le plus souvent légère, « desquamative » comme il l'appelle, est une véritable crise salutaire, qui débarrasse l'organisme d'un certain nombre des germes qui ont produit l'infection.

La néphrite infectieuse, ébauchée par Kannenberg, fut définitivement établie par la communication du Professeur Bouchard au congrès de Londres en 1880. Cette communication, appuyée sur plus de 70 observations, tendait à prouver que les néphrites des maladies infectieuses sont dues non seulement à l'arrêt et à la multiplication des microbes dans le rein, à la suite de la généralisation des agents infectieux par la lymphe et le sang, mais également à leur élimination par l'urine. Partant, les lésions qu'ils déterminent ne sont pas toujours uniquement liées à l'ischémie, et à la congestion collatérale qui accompagnent l'oblitération des vaisseaux par des embolies infectieuses : souvent aussi, pour le Professeur Bouchard, le traumatisme cellulaire qui accompagne l'effraction des microbes des vaisseaux sanguins et lymphatiques dans les voies urinaires, entre pour une large part dans la production de ces néphrites. Dans ces conditions, la constatation de ces microbes pathogènes dans l'urine, en même temps que l'albuminurie et les cylindres, devenait un des bons signes de la néphrite infectieuse. Cette recherche, M. le Professeur Bouchard l'a poursuivie dans un grand nombre de maladies infectieuses et plus particulièrement dans la fièvre typhoïde. Bien avant qu'Eberth et Gaffky aient déterminé les caractères morphologiques et biologiques du bacille typhique, M. Bouchard semble l'avoir retrouvé dans l'urine des typhiques qui contenait de l'albumine et des cylindres. Souvent aussi, mais d'une façon moins constante, le sang contenait des micro-organismes identiques à ceux qui existaient dans l'urine. Enfin sur 9 cas de néphrites dothiénentériques suivis d'autopsie, il a réussi 9 fois également à les mettre en évidence sur les coupes du rein, et à surprendre leur passage à travers les glomérules et les cellules des tubes contournés. Cette triple constatation du même bacille à ses trois étapes successives dans le sang, dans le rein et dans l'urine établissait, d'une façon évidente pour M. Bouchard, la relation étroite de cause à effet qui existait entre l'élimination microbienne et la lésion rénale.

III. **Expérimentation.**— Les recherches cliniques de Kannenberg et Bouchard n'ont pas tardé d'ailleurs à être vérifiées, avec plus ou moins de rigueur, il est vrai, par plusieurs expérimentateurs.

Déjà Cohnheim (1), en injectant des schyzomicètes et leurs spores dans le sang, les avait vus apparaître dans les urines.

En 1879, Marix (2) étudiant plus spécialement après Popoff (3) les effets consécutifs à l'injection intra-veineuse de levûre de bière, arrive à conclure que l'élimination des spores de levûre se fait surtout par l'intestin, et provoque l'explosion d'une fièvre septique adynamique grave, qui n'est pas sans une certaine analogie avec le typhus abdominal : accessoirement le passage de spores dans l'urine peut déterminer l'albuminurie.

En 1881, Grawitz (4) à la suite d'injections de différentes espèces de moisissures dans la jugulaire de chiens et de lapins, trouve à l'autopsie des foyers emboliques de parasites dans tous les organes indistinctement, mais cependant toujours plus étendus et en plus grand nombre dans les reins.

Capitan (5) en 1883, provoque également une albuminurie chez le chien et le lapin par l'injection intra-veineuse de spores de levûre de bière : il constate que l'apparition de l'albumine et des spores dans l'urine se fait simultanément ; que la quantité d'albumine est toujours dans un rapport constant avec le nombre de spores qu'on trouve dans les préparations, isolées et associées aux cylindres ; qu'aussi longtemps que le sang et l'urine contiennent des spores, l'albuminurie persiste

---

(1) COHNHEIM. *Allgemeine Pathologie*, 1877.
(2) MARIX. Thèse de Paris 1879,
(3) POPOFF. *Zeits. klin. Med.* 1872-43
(4) GRAWITZ. Ueber die Schimmel Vegetationen in thierischem organismus etc. *Virchow's Archiv. Bd.* 81.
(5) CAPITAN. *Recherches exp. et cliniques sur les albuminuries transitoires.* Thèse de Paris 1883.

(dans un cas elle a duré un mois chez un chien); enfin qu'en dernier lieu, l'albuminurie disparaît progressivement et cesse complètement dès qu'on ne trouve plus les spores ni dans le sang, ni dans l'urine. Les expériences de Capitan, si intéressantes qu'elles soient, manquent cependant d'un élément de démonstration important. Les examens microscopiques ne suffisent qu'à la condition d'être contrôlés par les cultures.

La démonstration expérimentale de la néphrite infectieuse a été mieux établie par Charrin (1). Cet expérimentateur a démontré, avec pièces à l'appui, à la Société de Biologie (2), qu'un même microbe, le bacille pyocyanique, agissant toujours sur le même animal, le lapin, pouvait déterminer dans le même organe le rein, les lésions les plus disparates : lésions épithéliales, lésions interstitielles, lésions diffuses, lésions localisées autour d'infarctus, lésions inflammatoires, voire même des lésions de dégénérescence amyloïde. Pour Charrin, la diversité de ces désordres anatomo-pathologiques au cours de l'infection expérimentale, peut servir à expliquer les nombreuses divergences des auteurs dans leurs descriptions des néphrites survenant au cours des maladies infectieuses chez l'homme, et en particulier dans la scarlatine. Par l'injection intra-veineuse d'une culture virulente de bacilles du pus bleu, Charrin a provoqué l'albuminurie au bout de 24 heures : à ce moment, l'examen du sang et celui de l'urine lui ont permis de reconnaître le microbe pathogène ; les cultures ensemencées avec quelques gouttes de ces deux liquides n'ont

(1) CHARRIN. *La maladie pyocyanique.* Steinheil.
(2) CHARRIN. Variétés des lésions rénales dans une même maladie. *Société biologique*, séance du 2 juin 1888.

pas tardé à présenter la teinte bleue caractéristique de
la pyocyanine. Ensuite, sacrifiant l'animal, il a également
ment obtenu des cultures colorées en ensemençant des
parcelles du parenchyme rénal. Les lésions épithéliales
diffuses qu'il a trouvées à l'examen microscopique, et
l'albuminurie par laquelle elles se manifestaient, étaient
bien sous la dépendance de la généralisation et de l'élimination des agents infectieux. En outre, la néphrite
déterminée par l'inoculation était directement propor-
tionnelle à la quantité de culture injectée : l'animal
injecté avec 1 cc. présentait une albuminurie légère et
de courte durée ; chez celui qui avait reçu 4 cc. l'albuminurie était beaucoup plus considérable ; elle était
énorme chez le lapin injecté avec 8 cc. Poussant plus
loin l'analyse, Charrin a cherché à déterminer si le microbe agit directement par lui-même ou indirectement
par le produit soluble qu'il sécrète. A cet effet, il admi-
nistre pendant trois semaines, à intervalles de deux à
trois jours, des doses de 15 à 20 cc. de culture stérilisée
au filtre de porcelaine : dans ces conditions seulement,
il arrive à provoquer l'apparition de l'albumine dans les
urines. Ainsi il faut des doses excessives de culture privée de parasites, et injectées à différentes reprises, pour
produire sur le rein les mêmes lésions que l'injection
de quelques centimètres cubes de culture virulente.
Aussi Charrin conclut-il que la néphrite, dans l'infection pyocyanique, est engendrée directement par le microbe lui-même, et non pas par son produit de sécrétion.
Pour Charrin comme pour son maître le professeur
Bouchard, le microbe agit sur les cellules épithéliales
par son passage des voies sanguines et lymphatiques
dans l'intérieur des voies urinaires. L'élimination des

microbes par l'urine détermine dans les épithéliums des tubuli des traumatismes cellulaires multiples qui suffisent à expliquer, pour une grande part au moins, la pathogénie de la néphrite. Mais à côté des lésions causées par le passage des bactéries, Charrin ne méconnait nullement les lésions mécaniques d'un autre ordre qui peuvent se produire à la suite de l'oblitération des vaisseaux par des amas de microbes. Les infarctus du rein, dit-il, sont chose relativement fréquente dans la maladie pyocyanique.

Cependant MM. Lecorché et Talamon (1) formulent une réserve à la démonstration expérimentale de la néphrite infectieuse, telle que Charrin l'a présentée. « La démonstration de Charrin ne nous laisse indécis « que sur un point : comment se produisent les lésions « épithéliales? Est-ce l'élimination microbienne, le passage des bactéries à travers les épithéliums qui altère la constitution de la cellule à la manière des substances toxiques excrétées par le rein? Ou bien est-ce indirectement en s'accumulant dans les capillaires et les vaisseaux glomérulaires, en les thrombosant que les microbes amènent la dégénérescence secondaire ou la nécrose des cellules rénales? » —

La détermination du point où se fait le passage des microbes des vaisseaux dans les canaux urinaires est en effet un point qu'il serait important de fixer. Les microbes filtrent-ils avec la partie liquide de l'urine au niveau du glomérule, ou bien sont-ils éliminés par l'épithélium d'Heidenhain au même titre que les parties solides de l'urine? C'est une question

---

(1) Lecorché et Talamon. *Loco citato.* 126.

qu'on ne saurait résoudre *à priori*, et qui demande une vérification expérimentale.

De son côté, Koch (1), en 1878, dans les deux maladies expérimentales qu'il a créées sur la souris et sur le lapin, par l'injection de quelques gouttes de sang putréfié, était arrivé à des résultats entièrement opposés à ceux de Charrin sur la maladie pyocyanique. Dans aucune de ses expériences il ne parvint à découvrir les microbes spécifiques de ces deux septicémies dans le tissu conjonctif du rein ni dans les tubes urinifères. Le rein, comme tous les organes des animaux ayant succombé à ces deux maladies, était farci de micro-organismes, mais ils étaient toujours contenus dans l'intérieur des vaisseaux, et ne paraissaient avoir aucune tendance à s'éliminer par le rein. Dans un cas de septicémie expérimentale du lapin, observé par Koch, « les vaisseaux des glomérules étaient tout particulièrement le siège des bactéries : elles tapissaient la surface interne des capillaires glomérulaires, et les remplissaient presque complètement par places : le tissu conjonctif qui entoure le glomérule était normal; à aucun endroit les bactéries n'avaient pénétré dans les tubuli rénaux ». Toujours est-il que l'affirmation de Koch perd de son autorité parce qu'il ne dit pas avoir recherché les bacilles dans l'urine : les bactéries au fur et à mesure de leur entrée dans les canaux urinifères ont pu être entraînées par le courant du liquide sécreté.

D'ailleurs ces faits négatifs de Koch ne peuvent fournir la moindre conclusion contre la pathogénie des

(1) Koch. *Unters. uber die Étiologie der Wundinfectionskrankheiten.* Leipzig 1878.

néphrites infectieuses. Les septicémies expérimentales de la souris et du lapin sont des infections suraiguës, à évolution fatale à brève échéance, par le développement excessif des micro-organismes pathogènes dans le sang, avant qu'ils aient eu le temps de provoquer des lésions cellulaires appréciables par nos méthodes d'investigation. Et à ce propos, on peut rappeler que le même microbe, déterminant une maladie spécifique bien caractérisée comme la bactéridie charbonneuse, peut produire, suivant l'animal inoculé, ou suivant la virulence de la culture, tantôt une infection suraiguë à la suite de laquelle on trouve les vaisseaux du rein, au même titre que ceux de autres organes, farcis de bactéries sans que les cellules sécrétantes présentent la moindre altération ; et tantôt, au contraire, une infection de plus longue durée, qui ne tarde pas à s'accompagner de lésions rénales évidentes se traduisant par de l'albuminurie et de l'hématurie. Dans les deux cas d'ailleurs, l'urine contient les microbes pathogènes dont on ne peut toujours constater la présence par de simples examens microscopiques. Par contre, par l'ensemencement de quelques gouttes d'urine de cobayes inoculés de charbon, MM. Straus et Chamberland (1) ont pu démontrer l'élimination microbienne, alors que l'examen histologique des reins ne leur a pas fait découvrir la moindre altération des cellules sécrétantes.

M. le professeur Cornil (2) a étudié avec Berlioz l'empoisonnement provoqué par l'inoculation de quelques gouttes de macération de jéquirity sur le lapin et

(1) Straus et Chamberland. *Arch. de Physiologie*, 1883.
(2) Cornil et Berlioz. *Exp.* sur l'empoisonnement par les bacilles du jéquirity, *arch. de Physiologie*, 1883, pt 414.

sur la grenouille. L'injection de 2 à 3cc de cette macération dans la veine de l'oreille d'un lapin amène la
mort de l'animal au bout de 5 à 6 heures, sans qu'à l'autopsie on puisse retrouver les micro-organismes ni dans
le sang ni dans le organes. Mais des examens successifs,
faits immédiatement après l'injection, des selles et des
urines ont prouvé que l'élimination par les intestins et
par les reins commence déjà au bout de la première
heure. Une heure et demie après, l'examen de l'urine
fait découvrir une grande quantité de bacilles,
de 40 à 50 dans le champ du microscope. L'élimination
des microbes par l'urine arrive au maximum trois heures environ après l'injection, puis décroît graduelle-
ment pour cesser à peu près complètement au moment
de la mort, c'est-à-dire 5 à 6 heures après l'injection :
à ce moment là, on trouve très difficilement des bacilles dans le sang du cœur et dans le sang du rein.
Or *l'examen des reins fait par M. le professeur Cornil dans ces différentes expériences* lui a montré que les
capillaires de la substance corticale et ceux du glomérule
pouvaient contenir de grandes quantités de bacilles
sans qu'il ait pu constater ni coagulation fibrineuse
ni arrêt de la circulation. Il a toujours trouvé les cellules
des tubes contournés et des tubes droits dans un
parfait état d'intégrité; la lumière des tubes droits n'était
jamais obstruée par des cylindres, mais par contre
souvent « on peut s'assurer, dit-il, que les bacilles
siègent dans la lumière : il faut, pour faire sûrement
cette constatation, observer une section transversale
d'un tube qui soit bien nette et complète, car on pourrait,
si on n'y faisait pas une grande attention, prendre le
contenu d'un vaisseau pour celui d'un tube urinifère. »

En Italie, Maffuci et Trambusti (1), recherchant expérimentalement l'élimination des bacilles du charbon et de la fièvre typhoïde par l'urine, l'intestin et la bile, arrivent à conclure que les bacilles pathogènes peuvent s'éliminer par les glandes sécrétantes, sans que les épithéliums et les capillaires présentent nécessairement des lésions.

Mais en 1886, dans un mémoire sur le sort des micro-organismes injectés dans le sang des animaux à sang chaud, Wissokowitsch (2) arrive à une conclu-,sion tout opposée : dans la plupart de ses expériences, qui ont porté sur un grand nombre d'espèces microbiennes, la culture de l'urine restait stérile quels que fussent les microbes injectés, alors que celle du sang était encore féconde. Par exception, l'urine des animaux charbonneux contenait des bacilles : mais dans ce cas il y avait des lésions hémorrhagiques. Il en était de même pour les animaux auxquels il avait injecté le streptocoque pyogène et le staphylocoque doré : quand ces organismes se retrouvaient exceptionnellement dans l'urine, les reins montraient des infarctus et des foyers nécrosiques. D'où cette conclusion qu'une élimination physiologique des microbes par les reins ne s'observe pas, et que la présence des microbes pathogènes dans l'urine est toujours liée à des localisations morbides sur l'appareil uropoïétique. A coup sûr la conclusion de Wissokowitsch est par trop absolue : elle est en contradiction formelle avec les résultats acquis de différents côtés par de nombreux expérimentateurs.

(1) MAFFUCI et TRAMBUSTI. *Revista Internazionale,* anno 1886. ∗
(2) WISSOKOWITSCH. — *Koch's und Pfluger's Zeitschrift für Hyg.* 1886, Bd I, p. 45.

MM. les professeurs Cornil et Straus ont démontré, comme nous l'avons rappelé, que les bacilles du jéquirity et ceux du charbon pouvaient passer de la circulation générale dans les tubes urinifères et s'éliminer avec l'urine, sans que cette élimination s'accompagnât fatalement de lésions évidentes du parenchyme rénal. Finkler et Prior ont fait une constatation semblable avec les microbes du choléra nostras et du choléra asiatique; Krause et Passet avec le staphylococcus pyogenes albus; Fraenkel et Simmunds avec le bacille typhique. Le plus souvent, il est vrai, la présence des microbes dans le rein détermine des lésions soit mécaniques, soit inflammatoires; mais en dépit des expériences de Wissokowitsch, il n'en reste pas moins établi que certains microbes pathogènes peuvent filtrer dans le rein d'une façon pour ainsi dire physiologique, et nous voulons dire par là, sans produire la moindre lésion. D'ailleurs Wissokowitsch, généralisant sa conclusion, n'admet en aucune façon le passage des bactéries à travers les membranes vivantes intactes. Pour que le micro-organisme puisse les traverser, il faut, selon lui, de toute nécessité, que l'épithélium ou les tissus offrent une solution de continuité, une lésion qui précède l'effraction du microbe. Cependant, des recherches répétées ont prouvé que le passage des microbes à travers le placenta, les glandes salivaires, mammaires, lacrymales et sudoripares, ainsi qu'à travers les membranes intestinales, pouvait ne s'accompagner d'aucune altération des éléments anatomiques. Tout récemment encore Lubarsch (1) a repris l'étude si

(1) LUBARSCH. *Virchow's Archiv.* vol. CXXIV, p. 47.

controversée du passage des bactéries pathogènes à travers le placenta, (Straus et Chamberland, Wolf Malvoz, Birsch-Hirschfeld, G. Simon Rosenbach, Baumgarten). Par l'examen du sang, par des cultures, et surtout par de nombreuses coupes en série, jusqu'à 1000 sur le même embryon, il arrive à conclure que le placenta n'est pas plus un obstacle infranchissable pour la bactéridie charbonneuse, que ne l'est, par exemple, le poumon, pour lequel les expériences de Buchner ont démontré que les bactéridies avaient la faculté de pénétrer dans les capillaires à travers l'épithélium. Lubarsch a pu également constater, deux fois sur trois expériences, le passage de pneumocoques. D'ailleurs, la migration des globules blancs et des globules rouges à travers la membrane des capillaires étant à l'heure actuelle, après les travaux de Cohnheim (1), Striker (2) et Ranvier (3), une des données physiologiques les moins discutées, comment refuser la même propriété aux microbes, c'est-à-dire, à des cellules vivantes également, tout comme les globules sanguins et de bien moindre dimension en général ? Au surplus, les leucocytes eux-mêmes englobant les microbes pathogènes ainsi que l'a démontré Metchnikoff, se chargent, dans certains cas, de leur faire traverser les membranes et leurs couches épithéliales sans porter atteinte à leur intégrité. Il est vrai que dans ces circonstances, la vitalité des microbes est le plus souvent diminuée, que parfois même elle disparaît complètement. Cependant Met-

(1) Cohnheim. Ueber Entzündung u. Eiterung. *Arch. de Virchow.* T. XI. 1867, p. 1.
(2) Striker. Studien ueb. den Bau und das Leben der Capill. Blutgefässe, *Comptes rendus de l'Acad. des Scien. de Vienne*, T. 7. — *Centralblatt* 86, p. 339.
(3) Ranvier. *Technique d'histologie*, p. 460

chnikoff a fourni la preuve directe sous le microscope que les bacilles qui ont pénétré dans les phagocytes peuvent continuer à se développer après que les cellules ont cessé de vivre. (1)

En 1887, Schweitzer (2), étudiant le passage des bactéries à travers les reins par l'inoculation du bacille vert du pus d'ozène à des lapins et à des chats, est amené à conclure que les micro-organismes traversent les reins intacts, mais qu'ils passent en plus grande quantité dans l'urine dès qu'un certain nombre de glomérules se sont altérés.

Les résultats si différents des expérimentateurs n'ont pas déterminé d'une façon précise la part qui revient aux microbes dans la pathogénie des néphrites des maladies infectieuses. La thèse d'agrégation de Gaucher (1886) résume excellemment l'état de la question. Tout en apportant plusieurs faits personnels, il y rappelle surtout les expériences et les recherches cliniques de son maître, le professeur Bouchard. Dès cette époque, Gaucher ne met pas en doute la nature infectieuse du tétanos et de la néphrite qui l'accompagne. Il y établit également que les abcès qui viennent se greffer sur la néphrite dothiénentérique, sont dus à des infections secondaires, et nullement au microbe pathogène lui-même. Cherchant à expliquer le mécanisme des lésions rénales causées par les microbes, il fait la part

(1) La communication de M. Galippe à la Société de Biologie (nov. 91), confirme cette manière de voir; et telle est également l'opinion de M. Duclaux qui tout dernièrement analysant le travail de Brunner, sur l'élimination des microbes par la sueur : (Annales de l'Institut Pasteur, déc. 91, page 798) écrit textuellement « En somme le passage possible de certains microbes à travers certains tissus sains n'est pas contestable. »

(2) SCHWEITZER. *Archiv. für pathol. Anat. und Phys.* Band CX. Heft. 2.

des conditions mécaniques, traumatisme cellulaire, embolies, thromboses, et de l'action toxique de leurs produits de secrétion qui agiraient sur le rein comme la cantharidine.

IV. Historique des néphrites infectieuses en particulier depuis 1880. — Parallèlement aux recherches expérimentales dont nous avons rappelé les plus importantes, et sous l'impulsion de la communication du professeur Bouchard au Congrès de Londres, l'examen bactériologique de l'urine et celui des reins fut poursuivi par quelques observateurs dans un certain nombre de maladies.

Erysipèle et fièvre puerpérale. — Le Professeur Cornil (1) dans plusieurs observations d'érysipèle constata, pendant la vie, le passage dans les urines albumineuses de microbes en chaînettes, semblables à ceux qu'on trouve dans les lésions cutanées de l'érysipèle. Dans un cas suivi d'autopsie, il retrouva les {mêmes micro-organismes dans les reins. Denucé (2) dans sa thèse signale également l'existence de chaînettes dans l'urine et dans les reins. Par contre, Berlioz (3) dans 5 observations d'érysipèle où il fit des examens et des cultures d'urine, prétend n'avoir retrouvé dans aucun cas l'organisme pathogène, le streptococcus erysipelatus, identique d'ailleurs au streptocoque de Rosenbach (Widal). Cependant, si on analyse ces cinq observations, on découvre que 3 fois les cultures faites avec quelques gouttes d'urine ont été fertiles et ont donné des colonies uni-

---

(1) Cornil. *Journal des connaissances médicales,* 21 mai 1885.
(2) Denucé. Thèse de Bordeaux. 1885. —
(3) Berlioz. Thèse de Paris 1888.

E   4

quement formées de microcoques et de diplocoques.
S'appuyant exclusivement sur la morphologie, Berlioz
a considéré ces germes comme essentiellement différents de la chaînette érysipélateuse. Mais on sait aujour-
d'hui depuis le travail de Widal (1) que le point double et le point simple ne sont pas toujours des organismes différents de la chaînette. « L'examen plus complet
des faits, facilité par les nouvelles méthodes de culture
lui a prouvé que dans plusieurs cas il s'agissait des
mêmes organismes dont le groupement seul avait varié. »
Sur 13 observations d'infection puerpérale suivies d'autopsies, Widal a trouvé 7 fois les streptocoques dans les
coupes des reins qui présentaient tous des lésions de
néphrite diffuse.

Eclampsie. — Doleris et Poney (2) les premiers en
1885 trouvent des streptocoques dans l'urine et le sang
des éclamptiques albuminuriques : ils observent la marche croissante et décroissante de la néphrite microbienne et de l'infection sanguine, parallèlement aux accidents convulsifs. — L'année suivante Jürgens (3) découvre dans le foie et le poumon des éclamptiques des
bacilles courts légèrement recourbés. — E. Blanc (4)
en 1887, retrouve dans le sang des éclamptiques albuminuriques, des streptocoques qui s'éliminaient également par l'urine. De plus il isola des cultures obtenues
par l'ensemencement de cette urine, un bacille fin, très
mobile, dont l'inoculation à des lapins et à des chiens
détermina de l'albuminurie et des convulsions. —

(1) WIDAL. Thèse de Paris 1889.
(2) DOLERIS et PONEY. *Société de Biologie.* Juillet 85 et fév. 86.
(3) JÜRGENS. *Berlin. klin. Wochens.* 1886.
(4) E. BLANC. *Archives de Biologie.* Mai et Avril 1889. *Lyon médical,* sep. 90.

Bouffe (1), dans son excellent travail, rapporte un cas où il a pu retrouver les bacilles de Jürgens dans les foyers hémorragiques du foie.—Audain et Papillon (2) ont également publié un cas analogue.

Fièvre typhoïde. — La recherche de l'organisme pathogène dans les urines des malades atteints de fièvre typhoïde a abouti à des résultats très contradictoires. Hueppe (3) dans seize cas où il fait l'examen bactériologique des urines de typhiques, retrouve une seule fois l'agent pathogène avec tous les caractères de forme et de culture que lui assignent Eberth et Gaffky; de leur côté, Seitz (4), Chantemesse et Widal (5), Ribbert (6), Berlioz (7), ne le découvrent pas ou le découvrent rarement. Berlioz même, dans quatre observations de fièvre typhoïde sur quatorze, arrive à constater dans l'urine par la culture, l'existence, non plus du bacille d'Eberth, mais de staphylocoques pyogènes. Mais plus récemment, Neumann (8) réunissant les différents cas qu'il avait analysés et étudiés successivement à plusieurs reprises, dit avoir trouvé le bacille d'Eberth dans les urines dans onze cas sur quarante-huit. Pour lui, les foyers bacillaires rénaux qui déterminent d'une façon très inconstante l'émission de bacilles par l'urine, se forment à la même époque

(1) G. Bouffe. Thèse de Paris, 91.
(2) Audain et Papillon. *Société anatomique*, 19 juin 91.
(3) Hueppe. Cité par Seitz.
(4) Seitz. *Bacteriolog. Studien uber Typhus Etiologie.* Munchen. Finsterlin 1886.
(5) Chantemesse et Widal. *Archives de Physiologie*, 1887.
(6) Ribbert. *Deutsch. med. Wochenschrift.* N°⁸ 806, 807.
(7) Berlioz. *Loco citato.*
(8) Neumann. *Berlin klin-Wochen.* 1888-7-8-9.
   Berlin klin. Wochen. Ueber typhus bacillen in Urin 18 février 1890, n° 6. p. 121.

que les taches rosées lenticulaires, et sont d'autant
plus nombreux que celles-ci sont plus abondantes ».
En revanche, pour lui, la présence du bacille d'Eberth
dans l'urine n'est nullement liée à l'albuminurie, et sa
valeur pronostique est nulle.

Dans les vingt cas suivis d'autopsie où la recherche
des bacilles a été tentée dans les coupes, Seitz (1) est
parvenu à les colorer constamment dans la rate, dix-
sept fois dans les ganglions mésentériques, trois fois
dans le foie, *jamais dans le rein*. Chantemesse et
Widal (2), dans les douze cas qu'ils ont soigneusement
analysés, ne signalent pas leur présence dans les reins,
mais ils rappellent avec raison que les microcoques
pyogènes, nombreux même dans le tube digestif de
l'homme sain, peuvent être absorbés par les capillaires
et les lymphatiques au niveau des ulcérations intestinales, et déterminer une infection secondaire des reins
en y produisant du pus et des abcès que Rayer avait
déjà constatés.

Pneumonie. — La recherche du bacille Talamon-
Fraenkel dans les urines, contenant ou non de l'albumine, a rarement donné un résultat positif à Neumann,
Seitz, Ribbert (5), Berlioz et Caussade (3). Cependant Netter (4) signale à plusieurs reprises dans l'urine
d'animaux inoculés l'existence de pneumocoques parfaitement vivants et capables de se reproduire par la culture. Par contre sa présence dans les reins a été affirmée

(1) SEITZ. *Loco citato*.
(2) CHANTEMESSE et WIDAL. *Loco citato*.
(3) CAUSSADE. Thèse. Paris. 1890
(4) NETTER. Com. *Société anatomique* 1886.
(5) RIBBERT. *Loco citato*.

par Neuwerk (1), Bozzolo (2), Netter (3), Forket et
Bizzozero, Ribbert et Caussade. (4) Mais ces derniers
auteurs ne mettent pas toutes les lésions rénales qui
surviennent au cours de la pneumonie sur le compte de
l'infection pneumococcique. Tout comme dans la fièvre
typhoïde, ils signalent la possibilité d'infections secondaires, ayant retrouvé dans quelques cas des staphylocoques dans les glomérules et les abcès miliaires déve-
veloppés dans la substance rénale. En 1889, Koch (5),
dans une observation de néphrite pneumonique, trouve
le streptocoque comme agent de l'infection secondaire.

Grippe. — La desquamation de la muqueuse des
voies respiratoires facilite les infections secondaires
dans la grippe. (Bouchard, Leyden, Netter, Prior,
Weichselbaum, Vaillard et Vincent, Ribbert,
Babes, Chantemesse et Widal) Mais les infections
secondaires de cette maladie semblent se localiser moins
volontiers sur les reins que sur les autres organes. Dans
un seul cas, Leyden a pu constater l'existence d'une
glomérulo-néphrite.

Fièvres éruptives. — Dans les néphrites consécutives
aux fièvres éruptives dont les microbes pathogènes ne

(1) Neuwerk. Com. au 5° *congrès de Médec. intern. de Berlin*, 1884.
(2) Bozzolo. *Centralblatt für. klin Med.*, 1885.
(3) Netter. Com. *Société anatomique*, 1886. — *Arch. de médecine*, 1887.
(4) Notre travail était déjà terminé quand nous avons eu connaissances des
recherches de E. Faulhaber. — *Ueber das Vorkommen von Bacterien in den
Nieren bei akuten Infektionskrankheiten.* — *(Beitrage zur pathologischen Anatomie und zur allgemeinen Pathologie.)* Ces recherches ont porté sur 53 cas
de maladies infectieuses. Dans les 25 cas de néphrite pneumonique et dans les
4 cas de néphrite typhique étudiés par Faulhaber, l'auteur a contamment retrouvé les organismes pathogènes dans le rein, tantôt par l'examen microscopique, tantôt par les cultures, souvent aussi par les deux procédés à la fois.
(5) Koch, *Mittheil. am dem K. Gesundk*, t. 1, p. 1.

sont pas encore connus, rougeole, variole et surtout
scarlatine, les auteurs signalent souvent dans les reins
la présence de staphylocoques et de streptocoques.
(Litten (1), Juhel-Renoy (2), Crooke (3), Klein (4),
Jamieson et Edington (5), Lenhartz (6), Fraenkel
et Freudenberg (7), Babes (8), Marie Raskin (9)).
La recherche des microbes dans les urines n'a pas été
reprise depuis le travail de M. Bouchard. Cependant
Gaucher, dans un cas de néphrite consécutive à
une scarlatine maligne, a trouvé des microcoques
dans le sang et dans l'urine.

ÉTATS INFECTIEUX DIVERS. — *Pyohémie.* — Dans les états
infectieux divers, tels que les endocardites ulcéreuses,
les ictères infectieux, l'ostéomyélite, les pseudo-rhuma-
tismes infectieux, la fièvre jaune, etc., l'examen bactériologique de l'urine et des reins a fait reconnaître des organismes identiques à ceux qu'on a trouvés dans le sang.
(Eberth (10), Klebs (11), Girode (12), Philippovitz
(13), Weichselbaum (14), Litten (15), Kraske (16),

(1) Litten. *Charite Annalen*, 1881.
(2) Juhel Renoy. Anurie scarlatineuse précoce. *Arch. gén. de Méd.*, avril 1886
(3) Crooke. *The lancet*, 1883.
(4) Klein. *Proc. of the scarl. fever.* XLXX.
(5) Jamieson et Edington, *British med. Journ.*, 87 et 89.
(6) Lenhartz. *Yahrbuch für Kinderheilkunde* B. d. XXVIII, Heft 3, n°4, p. 299.
(7) Frankel et Freudenberg. *Centr. für klin. Med.*, 1885.
(8) Babes. *Progrès médical*, 1886, n° 8.
(9) Marie Raskin, 1888. *Wratsch*, n°s 37 et 44.
(10) Eberth. *Virchow's Archiv.*, 1873, t. LVII.
(11) Klebs. *Archiv. für exp. Path.*, t. LVII.
(12) Girode. Quelques faits d'ictère infectieux. *Arch. de Méd.*, février 1891.
(13) Philippovitz. *Wiener med. Blätt*, 1885, 18 mai et 4 juin.
(14) Weichselbaum. *Wien. med. Presse*, 1884.
(15) Litten. Cité dans *journ. com. medi*, 28 mai 1885.
(16) Kraske. *Fortschritte der Medecin*, 1er avril 1884.

Becker (1), Netter (2), Rosenbach (3), Lannelongue et Achard (4), Babes (5) Alvarez (6).

Mais dans un grand nombre de cas de ce genre, les
lésions rénales ne se bornent pas aux lésions communes
des néphrites infectieuses. Le transport des germes par
le courant sanguin détermine dans le rein, comme dans
la plupart des organes, des îlots inflammatoires et des
infarctus qui se terminent par des abcès miliaires ou
métastatiques. Les agents qu'on a signalés le plus fréquemment comme cause immédiate de ces accidents pyo-
hémiques sont le streptocoque dans la puerpéralité (Pasteur, Doléris, Orth, Baumgarten, Widal); le
staphylocoque doré dans l'ostéomyélite, le furoncle,
l'anthrax, etc.; parfois un bacille saprogène (Babès).

MM. Lannelongue et Achard (7), dans un mémoire
paru dans les annales de l'Institut Pasteur, ont étudié
expérimentalement sur le lapin, les abcès rénaux consécutifs aux injections intraveineuses de culture de staphylocoques et de streptocoques. Il résulte de leurs recherches comparatives, que les lésions rénales obtenues avec
les deux sortes de microbes diffèrent en ce que celles
des streptocoques ne présentent ni la même fréquence
ni la même intensité que celle des staphylocoques.

D'ailleurs la suppuration dans les reins, comme dans
les autres organes, n'est pas toujours causée par les
micro-organismes vulgaires pyogènes. Il est établi à

(1) Becker. *Deutsche med. Wochenschrift. Forstchritte der Med.*, 1885.
(2) Netter. *Loco citato.*
(3) Rosenbach. *Microorganismen bei den Wundinnfect. der Munchen.* Munchen, 1884.
(4) Lannelongue et Achard. *Ann. Institut. Pasteur*, avril 1891.
(5) Babes. C. et B. Bactéries, t. 2, 155.
(6) Alvarez. Cité.
(7) Lannelongue et Achard. *Loco citato.*

l'heure actuelle que les microbes les plus hautement différenciés, les plus spécifiques comme le pneumocoque, le bacille de Koch, le bacille d'Eberth peuvent la provoquer directement par eux-mêmes. Cette faculté pyogène nouvelle, qui vient s'ajouter aux qualités spécifiques de ces microbes, semble cependant correspondre à une diminution de leur virulence (Chantemesse).

Quoi qu'il en soit, il va sans dire que dans tous ces cas, les germes pathogènes se retrouvent dans l'urine en grande abondance à la faveur des désordres anatomiques causés par la formation du pus.

Diphtérie. — Quant à la néphrite de la diphtérie, on peut affirmer aujourd'hui qu'elle n'est pas due à l'action directe du bacille de Klebs sur l'épithélium rénal, depuis que Roux et Yersin (1) nous ont appris que l'agent pathogène n'existe que dans les fausses membranes, et qu'il est toujours absent des organes et du sang des sujets qui ont succombé à l'infection. Cette notion récente explique parfaitement les insuccès nombreux de Brault, Furbringer, Weigert, Fischl, qui ne sont pas arrivés à colorer des microbes dans de nombreuses coupes de reins atteints de néphrites diphtéritiques. Dans ces conditions, la néphrite qui survient fréquemment au cours de l'infection diphtéritique, doit être rapportée à l'action du poison soluble secrété par le bacille de Klebs, poison qui a été également isolé et fort bien étudié par Roux et Yersin. D'ailleurs le streptocoque, les staphylocoques pyogènes et le pneumocoque, si souvent associés dans les fausses membranes

(1) Roux et Yersin. *Annales de l'Institut Pasteur*. 1888.

aux bacilles de Klebs, (Loffler, Oertel, Gaucher, Babès, Würtz, Bourges et Raskin,) peuvent également par eux-mêmes provoquer des infections rénales secondaires.

Choléra. — Tout comme le bacille de Klebs, qui ne provoque qu'une infection localisée aux surfaces recouvertes de fausses membranes, le bacille virgule, agent pathogène du choléra, ne semble pas se généraliser : Koch affirme qu'il ne franchit jamais les couches intestinales. Dans ses nombreuses recherches, il ne l'a jamais retrouvé ni dans le sang, ni dans le rein, ni dans les urines. Cependant les lésions du rein dans l'infection cholérique viennent immédiatement après les lésions intestinales comme fréquence et comme étendue. Elles ont été bien décrites dans un mémoire fait en commun par *MM. Straus, Nocard, Roux* et *Thuillier* (1).

Par contre Doyen (2) dans plusieurs coupes de reins, provenant d'autopsies faites très peu de temps après la mort, a reconnu diverses espèces de bactéries dans les vaisseaux sanguins : microcoques, bâtonnets, et peut-être, à son dire, quelques bacilles virgules.

INFECTIONS CHRONIQUES. — *Tuberculose.* — Mais le cadre des néphrites infectieuses ne peut rester limité aux lésions anatomiques, plus ou moins étendues, mais toujours de même ordre, que provoquent dans le rein les maladies infectieuses aiguës. Les infections à évolution plus lente comme la tuberculose, la lèpre, la morve, dont les agents pathogènes sont bien caractérisés à

(1) *Archives de Physiologie.* 1884.
(2) DOYEN. Thèse de Paris. 1885.

l'heure actuelle déterminent également dans le parenchyme rénal des altérations qu'on ne saurait distraire
du groupe des néphrites infectieuses.

La tuberculose rénale a été étudié au point de vue de
la localisation des bacilles de Koch par Futterer (1),
Cornil et Babes (2), Baumgarten (3), Durand-
Fardel (4), Hauser (5), Banti (6), Philippowitz (7).
Coffin (8) dans sa thèse insiste sur une forme spéciale
de néphrite qui existe chez les tuberculeux en dehors
des formes connues : tubercules de Laennec, granulations miliaires, cavernes tuberculeuses et qu'il rattache
à l'action directe du bacille sur les épitheliums des tu-
buli.Baumgarten et Koch ont en effet constaté chez le
apin, Durand-Fardel chez l'homme, des bacilles en
grand nombre soit dans les capillaires des glomérules,
soit dans la lumière des tubes urinifères, sans arriver à
découvrir dans les coupes la moindre lésion de nature
tuberculeuse. Par contre chez l'homme, l'examen bactériologique de l'urine n'a donné des résultats positifs que
dans un très petit nombre d'observations.

D'autre part, MM. Cornil (9) et Quinquaud (10),
dès leurs premiers essais de traitement par les injections de la tuberculine de Koch, ont signalé avec insis-

(1) FUTTERER. *Virchow's Archiv*, t. C, liv. II, 1885.
(2) CORNIL et BABES. *Les bactéries*, t. II, p. 430.
(3) BAUMGARTEN. *Zeitschrift fur klin. Med.* Bd. 9, p. 93. 152. et p. 245 à 276.
— Bd. 10 p. 24 à 59.
(4) DURAND-FARDEL. Thèse de Paris, 1886.
(5) HAUSER. *Deutsch. Arch. für klin. Méd* B. LX. Heft, t. 3 - 4, p. 261, 1887.
(6) BANTI, cité par C. et B.
(7) PHILIPPOWITZ. *Wiener med. Blätter* 1885, 18 mai et 4 juin.
(8) COFFIN. Thèse de Paris, 1890.
(9) CORNIL. Leçon faite à l'hôpital Laënnec. *Médecine moderne*, 1890 n° 50,
p. 133.
10) QUINQUAUD Comm. orale.

tance la possibilité d'une complication rénale, se traduisant par l'émission d'urine albumineuse, quelquefois même sanglante, contenant des cylindres. Ces réserves ne tardaient pas à recevoir bientôt une vérification expérimentale de la part d'Arloing, qui arrivait à produire des néphrites toxiques sur le cobaye par l'injection sous-cutanée de la lymphe de Koch. Tout récemment au Congrès de la tuberculose, le professeur Grancher (1) dit textuellement « que le virus tuberculeux atténué, employé comme vaccin, contient vraisemblablement une substance vaccinale et une substance toxique : celle-ci serait la cause des néphrites et des paraplégies si fréquentes chez nos animaux ».

Souvent aussi les microbes nombreux qui végètent dans les bronches des tuberculeux, le proteus, l'aureus, le tetragenus, différentes espèces de streptocoques et de saprogènes (Babès), peuvent provoquer des infections rénales secondaires, dont les lésions se surajoutent à celles qui sont sous la dépendance directe du bacille de Koch et de ses produits de secrétion.

Lèpre. — Les infections rénales secondaires sont également fréquentes dans la lèpre, surtout dans les formes qui s'accompagnent de nombreux foyers de suppuration. *Beaven Rake* (2) dans sa statistique des affections rénales observées par lui à l'asile de la Trinitad, dit avoir rencontré surtout les formes chroniques du mal de Bright, le gros rein blanc, et plus souvent le rein contracté. Il a eu rarement l'occasion

(1) Grancher. *Congrès de la tuberculose. méd. moderne* 1891, n° 31, p. 573.
(2) Beaven Rake. Uber Nierenaffectionnen bei Lepra, etc. *Monatshefte für prakt. Dermatologie* B d. VII 1889 n° 12.

de trouver le bacille de Hansen dans les coupes du rein. Babès (1) cependant l'a coloré dans l'endothélium tuméfié des capillaires du glomérule; plus rarement il l'a retrouvé dans l'urine. Par contre dans trois autopsies de lépreux, il a pu retirer du rein et des autres organes, le pneumocoque, le staphylocoque doré ainsi que le pseudo bacille diphtéritique comme agents d'infections secondaires.

Morve. — Enfin pour la morve, Philippowitz (2) a pu non seulement retrouver dans l'urine l'agent pathogène découvert par Bouchard, Charrin et Capitan, mais il a réussi encore à reproduire la maladie, par l'inoculation à des cobayes, de l'urine d'une femme qui avait succombé à cette affection. L'urine des cobayes morveux contenait également les bacilles spécifiques.

Rage et syphilis. — Les déterminations rénales provoquées par la rage et la syphilis, toutes deux maladies virulentes au premier chef, élargiront selon toute vraisemblance le domaine des néphrites infectieuses, dès qu'on sera parvenu à reconnaître et à isoler leurs microbes pathogènes. Récemment, MM. Lecorché et Talamon (3) ont publié une observation très intéressante de néphrite aiguë survenue à la période d'infection de la syphilis. « L'analogie des symptômes, disent-ils, permet de croire à l'analogie du processus pathogénique et des lésions anatomiques. De même que pour les néphrites post scarlatineuses ou post pneumoniques,

---

(1) Babès. Cornil et Babes. *Les bactéries* T II. p. 503.
(2) Philippowitz. *Loco citato.*
(3) Talamon. *Syphilis brightique précoce Méd. moderne.* 10 sept. 91.

on peut supposer une localisation rénale du poison ou du microbe encore inconnu de la syphilis. »

Néphrite bactérienne primitive. — Dans les nombreuses maladies que nous venons de passer en revue, l'infection rénale survient à titre de complication d'une infection générale ; elle est directement provoquée, tantôt par l'agent pathogène de l'infection primitive, tantôt par des microbes non spécifiques qui se développent à la suite et à la faveur de l'infection première. Mais quelques observations, de plus en plus nombreuses, tendraient à établir l'existence d'une infection rénale primitive, l'agent pathogène se localisant d'emblée et primitivement sur le rein, en produisant une néphrite parenchymateuse très grave à marche rapide et à évolution fatale. Dans tous ces cas, la quantité très considérable de micro-organismes qui remplissent tous les vaisseaux du rein, au point d'en obstruer la lumière, est un caractère anatomique commun, qui, cliniquement, s'est manifesté par de l'anurie.

La première observation de ce genre est due à Bamberger. Après lui Aufrecht (1) et Litten (2) ont publié quatre cas de néphrite suraiguë se terminant par des symptômes urémiques au bout de cinquante heures au plus tard. L'urine, en très petite quantité, contenait des flots d'albumine et un grand nombre de cylindres composés de microcoques. A l'autopsie, les reins présentaient les lésions macroscopiques du gros rein blanc : volumineux, de consistance moindre qu'à l'état normal, ils étaient de plus très fortement congestionnés.

(1) Aufrecht. *Pathol. Mittheil.* I. 1881.
(2) Litten. *Zeitschrift für klin. Med.* IV.

L'examen microscopique révéla des lésions dégénératives des épithéliums en même temps qu'une infiltration du tissu conjonctif interstitiel. Mais le trait anatomique commun à tous ces cas était, comme nous l'avons rappelé, l'extrême abondance des micro-organismes qui remplissaient les vaisseaux de tout calibre ainsi que les conduits urinifères, aussi bien dans la substance corticale que dans la substance médullaire. D'après Litten, « dans la substance corticale, les glomérules présentaient les aspects les plus divers, suivant le degré de compression qu'ils avaient subie de la part des masses bactériennes agglomérées dans l'intérieur de la capsule; dans les tubes droits confinant à la région de la papille les amas de microbes n'étaient pas libres dans les canalicules, mais enveloppés dans une substance gélatineuse qui revêtait la forme de cylindres.» Ziemacki, Letzerith, Babès ont eu l'occasion d'observer des cas analogues. Aussi, s'appuyant à la fois sur l'évolution clinique identique, fatale à très courte échéance au milieu de symptômes urémiques, et sur l'extrême abondance des bactéries dans les reins, alors que les autres organes n'en contenaient pas, Cornil et Babès considèrent ces déterminations rénales comme des infections rénales primitives. Dans ces néphrites bactériennes primitives, comme ils les appellent, les agents pathogènes se localisent et se développent d'emblée et plus spécialement sur le rein, tout comme le pneumocoque sur le poumon dans la pneumonie, ou le bacille d'Eberth sur l'intestin dans la dothiénentérie. Mais la constatation isolée des microbes dans les coupes du rein, quelque valeur qu'elle puisse avoir, ne saurait entraîner le conviction. Evidemment il manque à tous ces faits le contrôle des cultures

et des inoculations. Théoriquement l'identité des lésions
plaide bien en faveur de l'idendité de nature, cependant
la néphrite bactérienne primitive ne sera définitivement
établie que quand des observations, plus complètes au
point de vue bactériologique, auront précisé les caractères de forme et de végétation des agents qui l'auront
provoquée.

De cet exposé si incomplet qu'il soit, il ressort que
l'accord est loin d'être établi au sujet de la pathogénie
et pour quelques auteurs au sujet de l'existence même
des néphrites infectieuses. Les résultats de l'expérimentation ne semblent pas moins contradictoires que ceux
fournis par l'observation des maladies infectieuses hu-
maines. Cependant si au lieu de chercher une conclusion unique, identique pour toutes les infections, si au
lieu de généraliser à toutes les espèces microbiennes les
résultats acquis pour telle ou telle espèce en particulier,
on cherche à les classer et à les résumer, nous pouvons
conclure :

EXPÉRIMENTATION

a). Pour certains microbes (Jequirity - Cornil;
charbon - Straus et Chamberland) il y a élimination
rénale sans lésion d'aucune sorte : ni altération épithéliale, ni obstructions vasculaires.

b). L'injection intra-veineuse d'un grand nombre
d'espèces parasitaires, pathogènes ou non pathogènes
(levûre, aspergillus, bacille pyocyanique, pneumocoque,
bacille typhique, streptocoque, staphylocoques, etc.),
produit une albuminurie qui semble en rapport comme
intensité d'une part, avec la quantité de culture injectée,

et d'autre part, avec le nombre de microbes qui s'éliminent par l'urine. Cette albuminurie s'accompagne de la
présence dans l'urine de cylindres hyalins et épithéliaux, de leucocytes plus ou moins abondants, quelquefois même de globules rouges (Wissokowitsch). L'injection intra-veineuse, l'infection est donc suivie à bref-
délai de la production d'une néphrite.

c). Dans une troisième série de faits, la néphrite a pu
être déterminée expérimentalement, non plus par l'injection intra-veineuse de cultures virulentes, mais par
l'injection des produits de secrétion de certains microbes. Tantôt ces produits ont été expérimentés à
l'état de pureté (diphtérie, Roux et Yersin), tantôt au
contraire ils ont été introduits dans l'animal en expérience en solution dans un liquide organique comme
l'urine (choléra, Bouchard), ou mélangés à d'autres
substances dans des proportions que nous ne connais-
sons pas (lymphe de Koch-Arloing).

NÉPHRITES INFECTIEUSES HUMAINES

D'autre part, à la suite des premières constatations de
microbes faites par Kannenberg et Bouchard sur
l'urine et sur les reins, on peut classer les résultats bactériologiques obtenus à ce sujet sous trois chefs :

a). Dans un certain nombre de maladies infectieuses,
dont les microbes pathogènes sont bien définis à l'heure
actuelle (*Erysipèle, fièvre puerpérale, fièvre typhoïde,
pneumonie*), un grand nombre d'observateurs les ont
retrouvés dans l'urine et dans les reins, avec tous leurs
caractères de forme et de culture. Dans quelques cas, les
urines et les reins, dans ces maladies, contenaient d'au-

tres espèces microbiennes, le plus souvent les microbes vulgaires de la suppuration, associés ou non aux agents pathogènes.

b) Dans d'autres maladies infectieuses, dont les microbes pathogènes ne sont pas connus et qui s'accompagnent volontiers de néphrite, comme la scarlatine en particulier, l'examen bactériologique des reins a fait constater souvent la présence de streptocoques, moins fréquemment celle de staphylocoques pyogènes. L'examen de l'urine, plus rarement poursuivi, a cependant été positif dans quelques cas (Gaucher).

c). Enfin, dans un dernier groupe de maladies infectieuses dont les microbes pathogènes sont indubitablement fixés, et dont la néphrite est une des manifestations les plus constantes, la recherche de ces mêmes agents dans l'urine et dans les reins a été tentée sans succès (Diphtérie. Roux et Yersin) (Choléra. Koch). Par contre, dans quelques cas, on a pu mettre en évidence les microbes pyogènes, agents vulgaires des infections secondaires.

CHAPITRE IV

Néphrites infectieuses — Division

NÉPHRITES INFECTIEUSES TOXIQUES

La notion capitale qui se dégage à la fois des résultats de l'expérience et de ceux de l'observation des malades, c'est que la néphrite qui survient au cours des infections, n'est pas toujours de même nature, et ne comporte pas dans tous les cas une pathogénie identique. Personne ne conteste plus, à l'heure actuelle, que l'albuminurie des maladies infectieuses, si légère et si transitoire qu'elle soit, ne doive être attribuée à une lésion réelle du parenchyme rénal, et non à une simple modification de la crase sanguine. Dans quelques cas, il est vrai, l'albumine qui transsude au niveau du glomérule est plus ou moins mélangée à des matières albuminoïdes différentes de la sérine et de la séroglobuline (peptone et hémialbumose dans la pneumonie et le rhumatisme), mais le plus souvent on a affaire uniquement à l'albumine d'origine hématique. Les modifications que la fièvre peut faire subir au sang : diminution des chlorures (Heller), augmentation de l'urée et de l'acide urique (Senator), élévation de la température sanguine (Senator), etc., etc., peuvent bien favoriser les conditions qui permettent le passage de l'albumine dans les urines, mais ne peuvent en aucune façon le déterminer par elles-mêmes. C'est là une distinction capitale sur laquelle insistent MM. Lecorché et Talamon. — Ces auteurs, dans leur étude très détaillée des conditions multiples, physiques et chimiques de l'albuminurie, arrivent à conclure, en dernière analyse, que l'altération de la membrane filtrante est la cause intime, immédiate du passage de l'albumine dans l'urine. D'ailleurs, si on a pu constester l'altération rénale qui provoque l'albuminurie légère, essentiellement transitoire, bénigne, du début de toutes les affections fébriles, il n'en est plus de même pour l'albuminurie qui s'installe, dans certains cas, plus tardivement, parfois au cours de la convalescence : celle-là plus abondante, plus tenace, plus grave, a été rattachée depuis longtemps à sa véritable cause, à une lésion profonde du parenchyme rénal.

Mais si l'existence d'une néphrite diffuse dans la plupart des affections, qui rentraient naguère dans le groupe des phlegmasies et des pyréxies, est admise, à la suite de nombreux faits d'observation qui l'ont affirmée de plus en plus, par contre, sa pathogénie est loin d'être entièrement élucidée. Ce qui prête surtout à la discussion, c'est la part qui revient à l'agent infectieux lui-même. La néphrite existe, mais est-elle toujours infectieuse, au sens que Kannenberg et Bouchard attachaient à cette dénomination? ou en d'autres termes, est-elle directement sous la dépendance de la localisation des parasites dans les reins et de leur élimination par l'urine? Tels étaient, jusqu'à ces derniers temps, les seuls éléments du problème. Mais d'une part, les recherches sur quelques poisons microbiens permettent d'affirmer qu'un certain nombre de néphrites infectieuses doivent rentrer dans le groupe des néphrites toxiques, et d'autre part la constatation des microbes dans les coupes du rein, plus rarement dans les urines, a mis en lumière le rôle important des infections secondaires dans la pathogénie de certaines néphrites, plus spécialement dans celles qui surviennent tardivement au déclin des fièvres (scarlatine, fièvre typhoïde). On peut donc diviser les néphrites des maladies infectieuses, en néphrites par *infections primitives*, les unes toxiques, les autres infectieuses au premier chef et peut-être également toxiques, et en néphrites par *infections secondaires*, se greffant indifféremment sur les deux espèces précédentes, et se terminant quelquefois par la suppuration : c'est ce que résume le tableau ci-dessous :

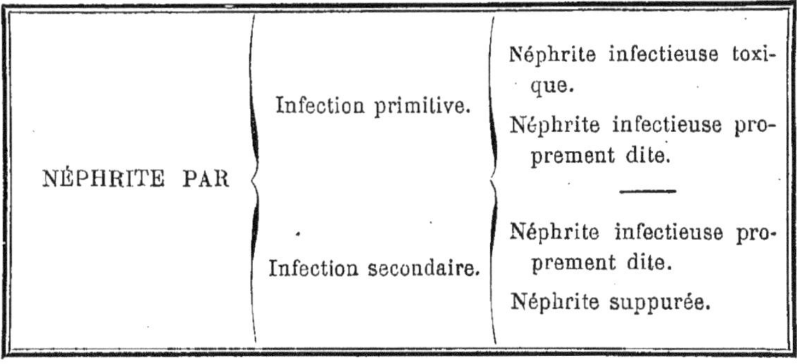

NÉPHRITES INFECTIEUSES TOXIQUES

On peut diviser les maladies infectieuses en deux grandes classes suivant que l'agent pathogène reste toujours localisé au foyer d'élection ou qu'il se généralise à d'autres organes par l'intermédiaire des voies sanguines et lymphatiques.

Le bacille de Klebs, strictement limité dans son développement à la portion de muqueuse recouverte de fausse membrane, est un type de l'infection locale (Roux et Yersin), tandis que le pneumocoque avec ses déterminations possibles sur les séreuses et sur les organes, représente le type de l'infection généralisée. Cependant la néphrite est aussi constante et certainement plus grave dans la diphtérie que dans la pneumonie. Pour l'expliquer, on ne peut plus incriminer l'action directe du bacille de Klebs sur le glomérule ou sur l'épithélium, puisqu'à aucun moment le courant sanguin n'amène l'agent pathogène au contact des éléments anatomiques du rein. Les recherches de Roux et Yersin n'autorisent aucun doute à cet égard. Par contre, ces auteurs ont mis en évidence un poison qui existe dans les cultures du bacille de Klebs. Par des inoculations sous-cutanées à des cobayes et à des lapins de ce poison, privé d'organismes vivants, ils ont obtenu tout le tableau symptômatique de la maladie infectieuse elle-même, moins la fausse membrane ; et suivant la quantité du poison injecté et l'âge des cultures qui avaient servi à le préparer, ils ont pu produire les différentes formes cliniques de la maladie : hypertoxique, suraiguë et aiguë. Or dans toutes leurs expériences, le poison diphtéritique a agi sur le rein ; dans les lésions observées à l'autopsie, « c'étaient constamment, disent MM. Roux et Yersin, les reins et les capsules surrénales qui semblaient le plus atteints ; parfois l'urine était sanglante ». La démonstration est complète : la néphrite de la diphtérie est une néphrite infectieuse toxique, et non une néphrite infectieuse au sens qu'y attachaient primitivement Bouchard et Kannenberg.

Pareillement la néphrite du choléra semble rentrer

également dans le groupe des néphrites infectieuses toxiques. Mais la démonstration est loin d'être faite avec autant de rigueur que pour celle de la diphtérie. Deux faits semblent cependant plaider en faveur de cette interprétation : c'est d'une part l'affirmation catégorique de Koch, pour lequel le bacille virgule reste toujours cantonné dans l'intestin, et ne se généralise à aucun moment de l'infection, et d'autre part les expériences du professeur Bouchard. Cet observateur a pu démontrer en effet l'existence dans l'urine des cholériques d'un poison spécial auquel il faut attribuer la plupart des symptômes de la maladie elle-même : cyanose, réfrigération, troubles respiratoires, hoquet, diarrhée ainsi que l'albuminurie. Analysant les phénomènes d'intoxication qui suivent l'injection intra-veineuse d'urine de cholérique : « l'albuminurie, dit M. Bouchard, rare et insignifiante avec les urines normales, est ici constante, toujours notable, intense, persistante pendant toute la durée de la maladie expérimentale ».

Le produit de secrétion du bacille tuberculeux contient également une substance toxique avec laquelle MM. Arloing et Grancher ont pu provoquer des néphrites expérimentales. Nous avons également produit chez le lapin une néphrite aiguë diffuse par l'injection successive de plusieurs doses de lymphe de Koch. Les lésions rénales que nous avons constatées rappellent celles de l'empoisonnement par la cantharide. Nous devons ajouter cependant que la tuberculine de Koch, d'après William Hunter et Waston Cheyne ne devrait pas ses propriétés à un seul principe, mais à quatre substances différentes qu'ils ont essayé d'isoler. Deux contiennent des produits nocifs pyrétogènes, les deux autres possèdent une action cicatrisante qui ne s'accompagne ni de malaise général, ni de fièvre intense. Il est probable que la lésion rénale est plus spécialement provoquée par les deux premiers extraits.

Tels sont, à l'heure actuelle, les résultats les plus saillants, les moins discutables qui résument la part des poisons microbiens dans la pathogénie des lésions rénales. Comme on le voit, cette étude n'a été encore tentée que dans un petit nombre de maladies infectieuses, mais il est probable cependant que dans bon nombre d'autres maladies où la néphrite semble être sous la dépendance directe des microbes eux-mêmes, l'altération des épithéliums des tubuli est due également pour une part, plus large peut-être qu'on ne croit, au contact de leurs produits toxiques. Dans ces cas d'ailleurs, le rein par sa fonction même n'est pas seulement exposé à subir l'influence des produits toxiques élaborés par les microbes qui s'y fixent, il est encore chargé d'éliminer les poisons microbiens qui se fabriquent dans l'organisme tout entier, poisons éminemment diffusibles que le courant sanguin lui apporte aussi longtemps que subsiste l'infection : c'est là une condition particulière qui explique la fréquence et l'étendue des lésions rénales dans la plupart des maladies infectieuses.

CHAPITRE V

Néphrite infectieuse proprement dite

Dans le plus grand nombre de maladies infectieuses
le développement de la néphrite s'accompagne d'une
localisation des agents parasitaires sur le rein lui-même.
La constatation directe des microbes dans les reins et
dans les urines, a amené Kannenberg et le professeur
Bouchard à établir que leur passage de la circulation
sanguine ou lymphatique dans les voies urinaires, était
la condition première de l'altération rénale qui produit
l'albuminurie. Un grand nombre d'expériences, dont
nous avons rappelé les principales (Historique, Expérimentation), ont mis hors de doute l'élimination des microbes par l'urine. Mais tandis que pour la plupart des
auteurs la lésion rénale serait consécutive à cette élimination, pour Wissokovitsch, celle-ci ne pourrait se
produire qu'à la faveur de lésions qui la précèdent :
hémorrhagies ou foyers nécrosiques. Nous avons résumé
ailleurs la discussion, nous n'y reviendrons pas.

Quoi qu'il en soit, l'élimination des microbes par
l'urine étant admise, nous nous sommes demandé si le
passage des germes des voies sanguines et lymphatiques
dans le système urinifère, s'accomplissait indifféremment
dans les diverses portions anatomiques qui le compo-

sent : glomérules, tube contourné ou tube droit, ou bien si, au contraire, il existait une partie plus spécialement affectée à ce passage.

Sans passer en revue les différentes théories de la sécrétion urinaire, on peut dire que la théorie de Bowman avec les modifications apportées par Heidenhain (1), et telle qu'elle a été vulgarisée par les leçons du professeur Charcot (2), est celle qui a pour elle le plus d'autorités. Pour Bowman, la sécrétion urinaire se ferait en deux actes distincts et dans des parties différentes du rein. La portion aqueuse de l'urine, eau et sels, est éliminée par les glomérules, tandis que les éléments spécifiques, urée, acide urique, sont séparés du plasma par l'épithélium à bâtonnets des tubuli contorti et de l'anse ascendante de Henle. La démonstration de cette hypothèse a été réalisée par les belles expériences de Heidenhain. Nous rappellerons la principale telle qu'elle est exposée dans le livre du professeur Charcot. « Si chez un animal auquel la section de la moelle cervicale a été pratiquée, on injecte une solution d'indigo, voici ce que l'on observe : il n'arrive pas dans la vessie la plus petite quantité d'urine, mais la matière colorante passe cependant dans le rein : elle est donc sécrétée sinon excrétée. En pareil cas, elle ne diffuse pas comme cela a lieu à l'état normal dans toutes les parties du rein ; elle n'occupe qu'une partie de l'organe : *la substance corticale*. Une analyse microscopique attentive permet de reconnaître, grâce à la coloration bleue, quels sont les éléments où s'opère cette élimination. Or, les parties colorées sont, 1° les *canalicules contournés ;*

(1) HEIDENHAIN. *Pfluger's Arch.*, 9 Bd. p. 1. 1874.
(2) CHARCOT. *Leçons sur les maladies du foie et des reins*, p. 278.

2⁰ *les branches montantes de Henle;* au contraire, les capsules de Bowman, ainsi que les tubes grêles de l'anse, ne présentent pas la moindre trace de coloration bleue. »

Mais si au lieu de sacrifier l'animal dont on a sectionné la moelle dix minutes après l'injection, on attend une heure ou plus longtemps, « la couche corticale, dit Heidenhain, apparaît encore en bleu très foncé, mais en général la pyramide n'est pas tout à fait décolorée ; elle présente une légère teinte bleue qui disparaît d'ailleurs, aussitôt qu'on plonge le rein découpé en tranches dans l'alcool absolu. »

Ces expériences tendent donc à prouver que la sécrétion ou mieux l'élimination des principes spécifiques, est indépendante de la sécrétion aqueuse de l'urine : la première se fait exclusivement dans les parties du tube urinifère recouvertes d'un épithélium trouble, à bâtonnets ; la seconde est fonction du glomérule qui semble ne prendre aucune part à l'élimination des principes spécifiques.

Nous inspirant de ces expériences, nous avons cherché s'il était possible d'assigner au passage du microbe telle partie anatomique du tube urinifère plutôt que telle autre. Les micro-organismes filtrent-ils avec la partie aqueuse de l'urine au niveau des glomérules, ou bien les épithéliums striés d'Heidenhain exercent-ils sur eux une sélection au même titre que sur les éléments solides de l'urine ? Nous tenons à dire d'emblée que d'une façon générale, l'assimilation n'est pas tout à fait exacte. On ne saurait comparer, sans forcer les termes, les corps en solution dans le sang comme l'acide urique et l'urée, inertes pour ainsi dire, à des cellules vivantes, capables de végéter, de traverser les parois vasculaires qui les contiennent, pour se répandre dans le tissu conjonctif interstitiel en y provoquant des lésions multiples. D'ailleurs, dans un cas il s'agit d'un fait physiologique, régulier, normal, et dans l'autre on a affaire à un accident pathologique dont l'évolution ne peut être limitée ni comme durée ni comme intensité. Cependant des expériences nombreuses ont prouvé que le passage de certains microbes du sang dans l'urine pouvait ne s'accompagner d'aucune lésion appréciable dans les éléments anatomiques du rein. D'autre part, nous avons essayé de démontrer que chez l'homme en apparence de santé, des germes, introduits accidentellement dans la circulation générale, pouvaient passer dans l'urine sans donner lieu au moindre symptôme d'infection générale ou d'infection rénale. Il existe donc une élimination rénale de microbes qu'on peut, à la rigueur, qualifier de physiologique, puisqu'elle ne provoque ni lésion, ni symptôme. Dans ces conditions où le passage des germes se fait sans effraction, sans hémorrhagies, il est permis de se demander si ce passage s'accomplit indifféremment sur toute la longueur du système urinifère, ou si plutôt il n'y a pas lieu de lui réserver une portion spéciale, un véritable lieu d'élection.

Dans ce but, nous avons cherché à reproduire l'expérience d'Heidenhain, en remplaçant ses solutions de bleu d'indigo et d'urate de soude par un bouillon de culture contenant une espèce microbienne déterminée.

Expériences. — Nos expériences ont été faites au laboratoire de physiologie du professeur François Franck du Collège de France. A cette occasion, nous sommes heureux de lui présenter nos remerciements les plus sincères pour la bienveillante hospitalité qu'il nous a accordée, et pour les précieux conseils qu'il a bien voulu nous prodiguer.

Sur l'indication du professeur Franck, nous avons choisi le chat comme sujet d'expérience, parce qu'il présente à la fois une plus grande somme de résistance vitale et une disposition moindre à la suppuration.

La section de la moelle, chaque fois vérifiée à l'autopsie, a été pratiquée trois fois entre la VIe et la VIIe cervicale, celle-ci offrant d'ailleurs par son apophyse épineuse un point de repère important (chats 1, 2, 4); une fois entre la Ve et la VIe (chat 3); enfin dans l'expérience 5, la section ayant porté sur le bulbe, nous avons pu conserver l'animal pendant trois heures au moyen de la respiration artificielle.

L'injection intra-veineuse de microbes était pratiquée aussitôt après la section. Suivant la recommandation d'Heidenhain, nous avons eu soin avant l'injection d'exercer une pression sur la vessie afin de la vider autant que possible de son contenu. Nous disons autant que possible, parce qu'en effet il est des cas où, bien qu'on sente parfaitement la vessie rouler entre les doigts, la pression la plus énergique n'arrive pas à faire sourdre la moindre goutte d'urine.

Pour pouvoir comparer les résultats nous avons pratiqué également des injections intra-veineuses des mêmes microbes à d'autres chats qui n'avaient pas subi la section de la moelle.

Dans les 5 expériences où l'injection intra-veineuse de microbes (aureus, charbon, pneumocoque Eberth), a suivi la section de la moelle ou du bulbe, 3 fois (chats 1, 3, 5) la vessie contractée derrière le pubis, réduite à la dimension d'une grosse noisette, ne contenait pas une goutte d'urine. Les deux autres fois elle en contenait une certaine quantité, mais les cultures de cette urine sont restées négatives dans les deux cas (chats 2-4). Par contre, dans les trois expériences (chats 6, 7 et 8) où nous avons pratiqué des injections intra-veineuses de microbes sans avoir sectionné la moelle au préalable, la vessie renfermait une quantité variable d'urine, dont l'ensemencement a reproduit chaque fois le microbe injecté. L'ensemencement du sang du rein a toujours été positif dans l'une et l'autre séries d'expériences. Celui du sang du cœur, positif pour l'aureus, le charbon, le pneumocoque, a été négatif pour les trois expériences où nous avons injecté le bacille d'Eberth (chats 4, 5, 7).

De ces premiers résultats on peut conclure que la section de la moelle, dans nos expériences comme dans celles d'Heidenhain, a empêché la sécrétion aqueuse de l'urine : dans les deux cas (chats 2 et 4) où la vessie contenait de l'urine, il est hors de doute que cette urine avait été sécrétée avant l'expérience, puisque l'examen et les cultures ont démontré qu'elle était aseptique, alors que l'ensemencement du sang des reins a fourni dans les deux cas des cultures des micro-organismes injectés (charbon Eberth).

Topographie des microbes. — La culture du sang du rein a d'ailleurs été positive dans toutes les expériences. Les microbes, disséminés dans l'organe par le courant sanguin, ne s'éliminant pas par l'urine, puisque la sécrétion aqueuse de l'urine était abolie, se localisaient-ils plus volontiers dans la substance corticale que dans la substance pyramidale, et dans celle-là plutôt dans le glomérule que dans les tubes contournés, ou dans les tubes collecteurs? La réponse à cette question ne peut être fournie *de visu* comme dans l'expérience d'Heidenhain par la coloration de la substance injectée elle-même (bleu d'indigo). A défaut d'autre méthode, il faut s'adresser à la seule que nous possédions, si défectueuse et si infidèle qu'elle soit, c'est-à-dire à la coloration des microbes dans les coupes. Or, sur nos cinq expériences après section de la moelle, bien que dans les cinq cas, nous le répétons, les cultures du sang du rein aient été positives, nous sommes parvenu trois fois seulement à colorer les microbes dans les coupes du rein (aureus, charbon, pneumocoque). — Parmi ces trois cas le rein de chat, injecté de pneumocoque après section de la moelle, est celui où la topographie des microbes nous a été très facilitée par leur forme si spéciale. — Voici ce que nous avons observé sur des coupes colorées au bleu de Lœffler.

(L'animal avait survécu 6 heures à l'injection de 2$^{c^s}$ de culture.) Planche I fig. A.

I. Les microbes siègent dans toute l'étendue de la coupe, dans la substance corticale et dans la substance pyramidale.

II. Ils sont beaucoup plus nombreux dans la substance corticale que dans la substance pyramidale.

III. Dans la substance corticale les vaisseaux et le tissu conjonctif en renferment un grand nombre. — Les vaisseaux sanguins de tout calibre, plus spécialement les capillaires qui siègent aux angles de réunion de deux ou trois tubes contournés, en contiennent soit le long de leur paroi, où ils sont en général disposés dans l'axe du vaisseau, soit dans leur intérieur au milieu des globules rouges sans direction bien déterminée. — Dans le tissu conjonctif même, ce qui frappe le plus dans la topographie des pneumocoques, c'est la disposition qu'affectent ceux qui entourent immédiatement les tubes contournés. Tandis que ceux qui sont éloignés de la paroi du tube ont leur grand axe dirigé sans ordre, dans tous les sens, ceux qui avoisinent la paroi ont une tendance très manifeste à lui rester parallèle et à former ainsi par leur ensemble, tout autour du tube, sur une coupe exactement perpendiculaire à son axe, une véritable couronne de microbes.

L'intérieur des tubes contournés est farci de pneumocoques dans toute l'étendue de la coupe. Ils sont inclus dans les cellules d'Heidenhain, et plus spécialement d'une façon élective dans les parties des cellules qui entourent la lumière. — Leur disposition, assez régulièrement concentrique à la paroi du tube, rappelle celle des pneumocoques situés immédiatement en dehors du tube, avec cette différence toutefois, que ceux contenus dans l'intérieur du tube sont agglomérés en bien plus grand nombre. — Dans le glomérule on découvre quelques pneumocoques en petit nombre, qui sont contenus soit dans le vaisseau afférent soit dans le bouquet capillaire, jamais dans la lumière qui sépare le bouquet de la capsule.

IV. Dans la substance pyramidale les microbes, très espacés, siègent presque exclusivement dans les capillaires et dans le tissu conjonctif interstitiel : exceptionnellement on en rencontre qui ont pénétré dans l'intérieur même des tubes droits.

Cette distribution des pneumocoques dans ce cas expérimental est intéressante à comparer à la topographie des mêmes microbes dans les coupes du rein d'un sujet ayant succombé à l'infection pneumococcique. (Planche I Fig. B.) Dans ce dernier cas, les pneumocoques existent en aussi grand nombre dans toutes les parties de la coupe, aussi bien dans le glomérule entre le bouquet capillaire et la capsule de Bowman, que dans les tubes contournés ou dans le tissu conjonctif interstitiel : ils ne s'amassent pas d'une facon élective dans les parties centrales des cellules d'Heidenhain.

Nous pouvons donc conclure de ces expériences que le passage des microbes dans le système des canaux urinifères est indépendant de la sécrétion aqueuse de l'urine, fonction du glomérule, puisqu'il continue à se produire après la section de la moelle cervicale. Dans ces conditions il s'effectue plus spécialement par les cellules troubles, à bâtonnets, des tubes contournés. Donc dans la mesure où l'assimilation est possible, nous pouvons dire que nos expériences nous ont fourni des résultats très anologues à ceux d'Heidenhain. Il n'est pas jusqu'à la présence de quelques microbes dans les tubes droits, qui ne rappelle la légère teinte bleuâtre qui diffuse dans la substance pyramidale chez les lapins injectés de bleu d'indigo, après section de la moelle, et sacrifiés *une heure* après l'expérience. (Page 79.) Mais ce résultat expérimental ne nous autorise en aucune façon à nier que dans les conditions physiologiques, normales, des germes ne puissent traverser les deux minces couches endothéliales qui les séparent de la capsule de Bowman, grâce à la forte pression qui s'exerce dans le sang des capillaires du bouquet glomérulaire.

Histologie. — Chez les cinq chats qui avaient subi la section de la moelle, l'injection intra-veineuse de microbes a provoqué des lésions plus spécialement localisées dans la région des tubuli contorti. Les glomérules ont présenté rarement des traces d'inflammation, tandis que la tuméfaction trouble des épithéliums d'Heidenhain, la fusion des cellules entre elles, la diminution de l'affinité du noyau pour les réactifs colorants, parfois la multiplication des noyaux, souvent aussi l'état vacuolaire, existaient à des degrés variables, il est vrai, dans la plupart de nos coupes. Dans un cas (chat 1), l'excessive rapidité qui a présidé à la production des lésions, mérite d'être signalée plus spécialement. L'animal injecté, après section de la moelle, avec 2cc de staphylocoque doré a survécu 40 minutes. L'ensemencement du sang du rein a reproduit le microbe injecté. Malgré le temps relativement très court (40 minutes) qui s'est écoulé entre l'injection et l'autopsie, les reins ont présenté des lésions très étendues. Il s'agissait en l'espèce d'un état vacuolaire très prononcé, presque généralisé à la totalité des épithéliums des tubes contournés. De plus, aux endroits où les vacuoles étaient moins nombreuses l'épithélium avait subi la tuméfaction trouble; les cellules très augmentées de volume, fusionnées entre elles, empiétaient sur la lumière du tube au point de la faire disparaître entièrement: l'affinité du protoplasma et surtout des noyaux pour les matières colorantes, diminuée en général, avait presque totalement disparu par places. Ces lésions rappellent celles qu'on décrit d'ordinaire dans les néphrites infectieuses. D'autre part, l'injection d'une dose équivalente de la même culture à un chat qui n'avait pas subi la section de la moelle a provoqué *au bout de trois jours* des altérations moins profondes et moins étendues. (Chat 6.)

On sait bien aujourd'hui, après les expériences de Charrin et Ruffer sur la section des sciatiques, celles de Roger sur l'ablation du ganglion cervical inférieur du lapin, celles plus récentes de Hermann également sur la section des sciatiques, le rôle important qu'il faut attribuer aux sections nerveuses dans le développement de l'infection. Il est évident que la section de la moelle est un traumatisme autrement considérable qui doit agir dans le même sens, et diminuer singulièrement la résistance des éléments anatomiques dans leur lutte contre les agents de l'infection. Mais cependant, dans l'expérience que nous rappelons (chat 1), l'animal ayant survécu quarante minutes à l'injection, l'excessive rapidité dans la production des lésions ne peut s'expliquer uniquement par l'infection, si facilitée qu'elle soit par les conditions expérimentales. Il est certain dans ce cas, comme dans ceux que nous avons rappelés (chats 2 et 3), que les staphylocoques ont eu le temps de pénétrer dans les tubes contournés et d'agir par leur présence sur les cellules d'Heidenhain; mais en l'espèce, l'évolution très rapide de la néphrite rappelle plutôt une véritable néphrite toxique, et c'est dans ce sens que nous sommes disposé à l'interpréter. Il est bien entendu d'ailleurs qu'il s'agit d'une intoxication qui est sous la dépendance immédiate de l'infection. Dans les conditions normales, physiologiques, les poisons microbiens très diffusibles s'éliminent au moins en partie par la sécrétion urinaire, aussi bien ceux injectés avec le liquide de culture en même temps que les microbes, que ceux produits dans l'organisme infecté. Dans les conditions expérimentales où nous nous sommes placé, la sécrétion aqueuse de l'urine étant abolie, les produits solubles ne sont plus éliminés ; il suffira d'un temps beaucoup plus court pour leur permettre de provoquer des altérations anatomiques étendues, auxquelles viennent s'ajouter plus tard les lésions produites par les parasites eux-mêmes.

La pathogénie des néphrites infectieuses proprement dites, c'est-à-dire, celles où les microbes se retrouvent dans l'urine, ne reconnaît donc pas pour cause unique, à l'exclusion de toute autre, la présence des parasites dans les reins et leur élimination par l'urine. Nous avons déjà vu que dans les maladies infectieuses, comme la diphtérie et le choléra où les microbes pathogènes ne se généralisent pas, la détermination rénale était provoquée uniquement par leurs produits de sécrétion. Dans les néphrites infectieuses proprement dites, le produit toxique du microbe associe son action à celle du microbe lui-même, sans qu'il soit possible de déterminer exactement leur part respective dans la production des lésions.

Recherche des microbes dans l'urine, le rein et le sang

Dans la néphrite infectieuse, telle qu'elle a été établie par le professeur Bouchard, le transport par la circulation des microbes dans le rein, leur développement au milieu des éléments anatomiques de l'organe, enfin leur passage dans les urines sont les conditions pathogéniques des lésions. — On est donc en droit de rechercher l'organisme pathogène à ses trois étapes successives dans le sang, dans le rein et dans les urines.

Chez l'homme, l'existence des germes dans l'urine n'a pas de valeur absolue par elle-même. Aseptique d'une façon générale au moment de sa sécrétion dans le rein, l'urine est souvent contaminée par les microbes qui végètent dans ses voies d'excrétion. L'uretère et la vessie sont aseptiques, à moins de lésions organiques qui permettent la stagnation de l'urine, et une marche ascendante de l'infection. Mais nous avons rappelé antérieurement (Chap. 1) les conditions qui normalement favorisent le développement des germes dans le canal de l'urèthre : communication avec l'air extérieur, chaleur, humidité, etc. A l'état de santé cette infection reste limitée à la portion antérieure du canal, à deux et trois centimètres tout au plus en arrière du méat; le courant de l'urine suffit pour s'opposer à son développement. L'éclosion d'un état pathologique quelconque, fièvre ou

cachexie, crée aussitôt des conditions nouvelles, trans-
formations chimiques des liquides organiques, affaiblis-
sement ou retard dans la nutrition cellulaire, perversion
de l'influence nerveuse, toutes conditions qui favorisent
la végétation parasitaire. — C'est là pour MM. Lecorché
et Talamon une raison, qui suffit à expliquer la présence d'un grand nombre de cocci et de bâtonnets dans
l'urine des sujets atteints de maladies infectieuses. A
ce propos, ils rappellent très justement que partout où
il existe normalement des microbes à l'état de santé,
dans la bouche, le vagin, l'intestin, leur nombre s'ac-
croît d'une façon prodigieuse pendant la fièvre. Aussi
ces auteurs se refusent-ils à voir, pour le moment du
moins, dans les microbes trouvés dans les urines des
malades atteints de maladies infectieuses, autre chose
que les ferments ordinaires de la transformation ammoniacale, qui peuvent d'ailleurs revêtir la forme de cocci
ou de bâtonnets. Pour eux, l'existence de ces germes
dans l'urine n'est nullement en rapport avec une lésion
parasitaire du parenchyme rénal : « pour affirmer une
localisation rénale de la maladie parasitaire originelle,
disent-ils, il faut constater dans l'urine les microbes
spécifiques : le streptocoque de l'érysipèle s'il s'agit de
l'érysipèle, le bacille de Gaffky s'il s'agit de la fièvre
typhoïde, le coccus lancéolé s'il s'agit de la pneumonie.
Or, jusqu'à nouvel ordre, nous tenons pour beaucoup
plus rares qu'on ne l'a avancé les faits de ce genre. »

Certainement la simple constatation de cocci ou de bâtonnets dans une urine, recueillie avec plus ou moins
d'asepsie, n'autorise, en aucune façon, à identifier ces microbes aux microbes pathogènes de même forme qu'on
reconnaît spécifiques de telle ou telle maladie. Le pléo-

morphisme des schizomycètes est, à l'heure actuelle, une notion courante que personne ne cherche plus à contester depuis les expériences de Wasserzug, Charrin et Guignard. L'identité d'une espèce microbienne ne saurait être affirmée sans la détermination de ses caractères de cultures, et pour certaines d'entre elles, sans la constatation des lésions d'inoculations aux animaux.

La recherche du microbe pathogène dans les urines, poursuivie dans ces conditions par un grand nombre d'auteurs, à la suite des travaux de Kannenberg et Bouchard, a confirmé, dans une certaine mesure, leur affirmation première, à savoir, que dans certaines maladies infectieuses s'accompagnant de néphrite, le microbe pathogène s'éliminait par les reins. Nous avons rappelé ailleurs ces recherches expérimentales et cliniques ; nous n'y reviendrons pas. Mais pour répondre au *desideratum* formulé par MM. Lecorché et Talamon, nous nous bornerons à citer quelques noms dont l'autorité en pareille matière ne saurait être contestée. Le professeur Cornil a retrouvé le streptocoque dans l'urine des érysipélateux ; Seitz et Neumann, le bacille d'Eberth-Gaffky dans celle des typhiques ; Netter, le coccus lancéolé de Talamon dans celle d'animaux inoculés.

La généralisation des agents pathogènes à tout l'organisme, leur transport par le courant sanguin jusque dans les capillaires du rein, est la condition première de cette élimination ; elle n'existe donc pas dans toutes les infections. Elle fera défaut dans celles qui, comme la diphtérie et le choléra, ne permettent au microbe spécifique qu'un développement strictement limité aux surfaces primitivement atteintes.

La constatation dans les reins, par les cultures du

sang de l'organe et dans les coupes, des microbes identiques à ceux qu'on trouve dans l'urine est certainement
un élément de démonstration important. Mais le temps
réglementaire qui s'écoule entre la mort et le moment
de l'autopsie, 24 heures au moins en France, permet
souvent, surtout dans certaines conditions de température, le développement d'un grand nombre de sapro-
phytes, complètement étrangers à l'infection première
qu'il est difficile de distinguer du microbe pathogène.
Mais par contre, dans nombre d'infections expérimentales, l'ensemencement du sang du rein donne des colonies identiques à celles fournies par la culture de quelques gouttes d'urine prises aseptiquement dans la
vessie.

Pour certains auteurs, Lépine en particulier, l'élimination par l'urine des microbes pathogènes ne saurait
être affirmée d'une façon formelle que si on retrouve
dans le sang les microbes identiques à ceux trouvés
dans l'urine. Or c'est là également une preuve qui
manquera souvent, parce qu'on sait aujourd'hui que le
sang, tout en étant la voie de dissémination des germes
dans les organes, n'est pas un milieu favorable à leur
vie et moins encore à leur développement. Laissant de
côté la faculté bactéricide du sérum, dont l'étude est à
peine ébauchée, on peut rappeler que le mouvement par
lui-même est déjà une condition qui s'oppose à leur multiplication : l'expérimentation a démontré que les cultures *in vitro* s'accomplissent mal ou ne se font pas
dans les milieux agités. D'autre part, Wissokowitsch a
prouvé que certains microbes pathogènes, injectés directement dans le sang, ne s'y retrouvaient déjà plus au
bout de quelques heures, mais qu'ils se réfugiaient dans

certains organes comme la rate, le foie, la moelle des os, d'où ils pouvaient de nouveau rentrer dans la circulation générale à un moment donné.

Cliniquement, l'examen bactériologique du sang dans les maladies infectieuses reste le plus souvent négatif, même quand la généralisation des microbes pathogènes est indiscutable, et qu'on les retrouve dans tous les organes et sur toutes les séreuses. Il ne peut donc servir de critérium absolu aux recherches analogues faites sur l'urine. Cependant dans un certain nombre d'observations d'endocardite ulcéreuse, où Weichselbaum a fait simultanément l'examen du sang et celui de l'urine, il a toujours trouvé dans les deux liquides organiques des micro-organismes identiques comme forme, comme culture et comme virulence.

En résumé, des trois séries de recherches qui doivent concourir théoriquement à démontrer l'élimination des microbes par le rein, recherches dans le sang et dans l'urine sur le vivant, recherches dans les reins à l'autopsie, cette dernière manque souvent, et quand on peut la pratiquer, l'infection *post mortem* possible ne lui donne de valeur qu'autant qu'elle fournit des résultats identiques à ceux des deux autres modes d'observation. D'autre part, l'examen du sang restant le plus souvent négatif, on doit se contenter, dans l'immense majorité des cas, de l'examen pur et simple de l'urine. La prise d'urine devra être faite dans les conditions les plus aseptiques (voir urine normale). Un bon moyen de différencier d'emblée les microbes pathogènes de ceux de la fermentation ammoniacale consiste à ensemencer avec quelques gouttes d'urine des milieux de culture contenant de l'urée (30 g. pour 1000 selon Miquel). Au bout

de 24 heures, les germes de la fermentation ammoniacale se reconnaissent à la forte odeur d'ammoniaque
qui se dégage de ces cultures. Cette affirmation n'est cependant pas absolue ; M. Duclaux a prouvé qu'un certain nombre de microbes pathogènes étaient également
ferments de l'urée, et partant capables de transformer
dans l'organisme une substance inoffensive, l'urée, en
une substance éminemment toxique : le carbonate d'ammoniaque.

De plus il ne faudra pas se contenter d'un premier
examen négatif pendant toute l'évolution de la maladie
infectieuse pour conclure à l'absence totale de microbes
dans l'urine. L'examen bactériologique de l'urine doit
être poursuivi parallèlement à la recherche et au dosage
de l'albumine C'est ainsi que dans notre observation
n⁰ 12, nos deux premiers examens sont restés sans résultat; le troisième seulement nous a permis de constater des germes dans l'urine, en même temps que l'albumine avait augmenté.

Incidemment nous ajouterons que l'élimination des
microbes par les urines ne se réduit pas uniquement
aux microbes vivants capables de végéter : dans certaines circonstances l'urine contient des bactéries mortes.
Gamaleia (1), dans son étude sur la vaccination charbonneuse, a trouvé comme phénomène constant consé-
cutif à la fièvre charbonneuse, le passage des bactéries
dans l'urine : seulement ces bactéries n'étaient pas
vivantes; elles étaient pour la plupart déformées, dis-
soutes, gonflées, se brisant en morceaux quadrangu-
laires, se colorant mal par les couleurs d'aniline alcali-

(1) *Annales de l'Institut Pasteur*, 1887.

nes. Les cultures faites avec l'urine restaient stériles et les animaux inoculés ne succombaient pas, tandis que l'examen microscopique direct, poursuivi par des procédés de coloration spéciaux, donnait des résultats positifs. En même temps, par la méthode de Kuhne, Gamaleia a pu mettre en évidence la masse formidable de formes détruites que les reins contenaient dans tous les cas. Ces formes détruites, ordinairement libres dans les capillaires qui entourent les tubuli contorti, se rencontrent également dans des cellules qui paraissent appartenir à l'endothélium vasculaire. Or, suivant la théorie si séduisante de Mechnikoff, ces bactéries mortes ont succombé sous l'activité des macrophages. Le rein peut donc éliminer à la fois des microbes vivants et des microbes morts, dans une proportion qui varie avec l'intensité des phénomènes de phagocytose.

Dans les cas où l'examen bactériologique de l'urine ne peut être fait, comme dans l'observation nº 6, où la mort est survenue au bout de vingt-quatre heures, ou bien comme dans l'observation nº 20, où la malade, plongée dans un état typhique très prononcé, ne pouvait se prêter à la prise aseptique d'urine, dans ces cas, la constatation dans le rein à l'état de pureté d'organismes identiques à ceux qu'on trouve dans les organes primitivement infectés (Obs. 6. Poumon, plèvre, péricarde, péritoine) — (Obs. 20, planche II. Rein et plaques de Peyer) suffit pour attester la nature indiscutable de la néphrite.

Mais la coexistence fréquente de l'albumine et des microbes dans l'urine des maladies infectieuses, n'implique nullement, entre les deux termes, une relation fatale, absolue. Le professeur Bouchard tout le premier a eu soin de formuler cette réserve importante dans sa communication au congrès de Londres. En dehors des agents parasitaires, les conditions nouvelles de circulation, créées par une maladie aiguë quelconque, suffisent pour faire apparaître l'albumine dans les urines. Des expériences nombreuses et variées ne permettent pas le moindre doute à cet égard. L'albuminurie des maladies aiguës est même avant tout, pour MM. Lecorché et Talamon, une albuminurie par stase avec diminution de la vitesse et de la pression sanguines, sans qu'il soit encore nécessaire d'incriminer ni l'infection parasitaire, ni l'hyperthermie, qui n'interviennent qu'à la suite et d'une manière secondaire. Quoi qu'il en soit, la plupart du temps, le trouble nervo-vasculaire, l'infection et la fièvre sont des phénomènes trop connexes, trop intimement liés entre eux, pour qu'il soit possible de les dissocier et de leur attribuer leur part respective dans la production de l'albuminurie. Mais il est cependant des cas, où ces trois termes peuvent agir séparément, où les modifications de la circulation générale, accompagnées ou non de fièvre, provoquent l'albuminurie par elles seules, sans que l'infection y prenne, par la suite, la moindre part : dans ces conditions la quantité d'albumine est minime, l'existence de cylindres exceptionnelle, l'examen microscopique et les cultures de l'urine restent négatifs. C'était le cas dans trois de nos douze observations de fièvre typhoïde (Obs. 15, 12, 18), dans une de nos trois observations de pneumonie (Obs. 7), dans une également de nos neuf observations de scarlatine (Obs. 29). Dans ces cinq observations l'urine contenait de l'albumine en petite quantité, il est vrai, sans qu'il fût possible d'y trouver des germes par l'examen microscopique et les cultures. Mais une seule recherche bactériologique ne suffit pas. C'est ainsi que dans l'observation 12, deux premiers examens sont restés sans résultat, le troisième seulement permit de constater la présence de bacilles d'Eberth et de staphylocoques, coïncidant d'ailleurs avec une augmentation très notable de la quantité d'albumine.

Par contre, dans nos autres observations au nombre de 23 (9 fièvres typhoïdes, 2 pneumonies, 8 scarlatines, 2 érysipèles, 1 pemphigus infectieux, 1 endocardite ulcéreuse), la présence de l'albumine, accompagnée parfois de cylindres, coexistait avec la présence des micro-organismes. L'urine était puisée avec toutes les précautions que nous avions déjà employées dans nos recherches sur l'urine normale. Comme nous l'avons rappelé à ce propos, après plusieurs tentatives, nous avons abandonné l'usage de la sonde pour recueillir, suivant le conseil de M. Duclaux, les dernières gouttes du jet de l'urine dans un tube de verre stérilisé. Il va sans dire que cette prise d'urine était toujours précédée d'un lavage successif au savon, sublimé, alcool et éther, du méat et de la partie accessible du canal de l'urèthre. Quand nos recherches ont porté sur des femmes, nous nous sommes servi d'une sonde métallique qu'on pouvait facilement stériliser à l'autoclave. Or, dans aucune de nos observations (à l'exception d'une scarlatine, n° 22), l'urine recueillie dans ces conditions, ensemencée sur un milieu de culture (agar) dans lequel il entrait 30 grammes d'urée par litre, n'a dégagé l'odeur de la fermentation ammoniacale. — Les microbes qu'elle contenait n'étaient donc pas des germes accidentels, ferments de l'urée, comme semblent l'admettre MM. Lecorché et Talamon. D'ailleurs à plusieurs reprises, nous avons retrouvé dans le rein, par les cultures ou dans les coupes, des microbes identiques à ceux qui existaient dans l'urine ou dans d'autres organes. (Fièvre typhoïde, Obs. 19-20. Pneumonie, Obs. 8 et 6. Scarlatine, Obs. 30, 31-32.)

Quant à l'examen bactériologique du sang, il a été positif dans deux observations seulement : (Obs. n° 4, endocardite ulcéreuse ; Obs. n° 5, pemphigus infectieux.) Les examens microscopiques ne nous ont rien montré, mais les cultures ont décelé, dans les deux cas, la présence de staphylocoques associés : dans l'un (pemphigus infectieux) au streptocoque au niveau d'une plaque de lymphangite. Moins heureux que Rütimeyer [1] et Neuhauss [2], qui ont régulièrement trouvé le bacille d'Eberth dans le sang des taches rosées, nous ne sommes jamais parvenu à l'y découvrir, malgré des essais répétés sur la plupart de nos typhiques.

[1] RUTIMEYER. Présence des bacilles typhiques dans le sang pendant la vie. *Centralb f. klin. Med.* 1887.i p. **91.**

[2] NEUHAUSS. Nachweis der Typhus bacillen in Lebenden. *Berlin klin. Wochen.* 1886 n° 8, p. **89.**

Mais si l'existence des microbes dans l'urine est un caractère commun à un groupe de maladies infectieuses qui s'accompagnent de néphrite, il y a néanmoins une distinction importante à établir. — Dans les maladies peu nombreuses, il est vrai, comme l'érysipèle, la pneumonie, la fièvre typhoïde qui reconnaissent comme cause des microbes spécifiques, nettement caractérisés, ces microbes peuvent se retrouver dans l'urine avec leurs caractères de forme, de culture et même de virulence, comme Netter l'a prouvé pour le pneumocoque. Mais ce ne sont pas les seuls qu'on y rencontre. Souvent aussi la néphrite, dans ces maladies, se rattache non plus seulement à la généralisation et à la détermination rénale des microbes pathogènes, mais à une infection secondaire, surajoutée, greffée sur l'infection primitive. Dans ces cas, par l'examen bactériologique de l'urine, on peut retrouver associé à l'agent pathogène les germes vulgaires sans aucune spécificité, qui sont les agents ordinaires des infections secondaires. D'un autre côté, dans les maladies infectieuses dont les microbes pathogènes ne sont pas encore déterminés à l'heure actuelle, et qui s'accompagnent volontiers de néphrite, comme la scarlatine, la constatation des mêmes germes dans l'urine et plus rarement dans les reins, permet de rattacher la complication rénale à sa véritable cause, c'est-à-dire également à une infection secondaire.

On peut donc diviser les néphrites infectieuses proprement dites, c'est-à-dire celles qui s'accompagnent de la présence de microbes dans l'urine, en néphrites causées par les agents pathogènes eux-mêmes, isolés ou associés à d'autres microbes, et en néphrites uniquement sous la dépendance des organismes des infections secondaires.

Pour notre part, ayant pu observer un certain nombre de néphrites infectieuses qui rentrent dans l'une et l'autre de ces divisions, nous allons exposer les résultats bactériologiques que nous avons obtenus.

NÉPHRITES INFECTIEUSES PRIMITIVES

Parmi les maladies infectieuses dont l'évolution est liée au développement dans l'organisme d'espèces microbiennes déterminées, celles que nous avons eu l'occasion d'étudier sont l'érysipèle, la pneumonie et la fièvre typhoïde.

Erysipèle

Parmi les six cas (une femme, cinq hommes) d'érysipèles qui existaient au 28 février, au pavillon d'isolement de l'hôpital Saint-Antoine, trois ne présentant pas la moindre trace d'albumine dans les urines, nous n'avons pas pratiqué l'examen bactériologique. Dans les trois autres cas, l'albumine existait, mais en petite quantité. L'examen microscopique, pratiqué aussitôt après la prise aseptique d'urine, a été négatif dans un cas

(Obs. 3), positif pour les deux autres (Obs. 1 et Obs. 2). Dans l'obs. 1, on voyait des chaînettes; dans l'obs. 2, des chaînettes et des cocci isolés ou en amas. Les cultures ont donné dans un cas (Obs. 1) des colonies de streptocoques; dans un autre (Obs. 2) des streptocoques associés à des staphylocoques; dans le troisième (Obs. 3), celui où l'examen microscopique avait été négatif, le staphylococcus albus, mais pas de streptocoques. — Les cultures sur agar-urée n'ont pas provoqué de fermentation. Ces résultats bien qu'incomplets, puisqu'il y manque le contrôle des inoculations que nous n'étions pas encore en mesure de pratiquer, concordent cependant avec ceux du professeur Cornil, de Denucé, et, dans une certaine mesure, avec ceux de Berlioz. — De plus, à propos de l'obs. 3 où nous avons trouvé uniquement un staphylocoque, on peut se demander s'il s'agit d'une infection secondaire, ou bien si, dans l'espèce, le microbe pathogène, cause de l'érysipèle, n'avait pas revêtu la forme staphylococcique, comme Jordan l'a soutenu tout récemment.

Pneumonie

L'existence des pneumocoques dans l'urine des pneumoniques n'est pas admise sans conteste par tous les auteurs. Par l'inoculation d'urines de pneumoniques, puisées avec toutes [les précautions requises, Caussade n'est jamais arrivé à infecter la souris blanche, ce réactif par excellence du pneumocoque. Pour notre part, nous sommes parvenu à réaliser cette expérience dans un cas où l'examen microscopique, pratiqué immédiatement après la prise d'urine, indiquait la présence de diplocoques lancéolés associés à un plus grand nombre de formes rondes, mais où les cultures ont donné uniquement des staphylocoques (Obs. 8). La souris a succombé, au bout de trente heures, à l'injection sous-cutanée de 2 cc. d'urine. L'ensemencement du sang a reproduit le pneumocoque. Netter avait d'ailleurs fait à plusieurs reprises une constatation identique sur l'urine des animaux qu'il avait inoculés. Mais d'une façon générale, nous croyons que pour établir la présence des pneumocoques dans l'urine, l'inoculation seule ne peut suffire ; elle doit être accompagnée d'examens microscopiques et de cultures. Les expériences de Netter ont prouvé entre quelles limites peut varier la virulence du pneumocoque, suivant qu'on inocule la salive des pneumoniques *recueillie avant ou après la crise* : « La crise pneumonique, dit Netter, coïncide avec la perte du pouvoir pathogène du pneumocoque, et non avec la mort du pneumocoque, car le pneumocoque vit encore et récupérera plus tard son pouvoir pathogène ». Or, ce qui est vrai pour la salive doit l'être également pour l'urine : à partir d'un certain moment, l'urine peut contenir des pneumocoques parfaitement vivants, mais incapables de déterminer une infection. Dans notre observation, l'urine qui a provoqué une inoculation positive sur la souris a été recueillie au cinquième jour de la maladie, c'est-à-dire, à une période où en général les pneumocoques conservent encore leur virulence.

Nous devons ajouter cependant que dans une autre observation de pneumonie (Obs. 7), l'examen bactériologique de l'urine, pratiqué à deux reprises, la première fois au troisième jour de l'infection, la seconde au neuvième jour, est resté entièrement négatif. Cette observation est particulièrement intéressante par ce fait que malgré l'hyperthermie, — la température s'est constam-ment maintenue aux environs de 40°, — l'urine, exami-née tous les jours par divers procédés, n'a jamais pré-senté trace d'albumine. Bien que, comme nous l'avons déjà rappelé, l'albuminurie des maladies infectieuses ne soit pas toujours fatalement liée à la généralisation des microbes dans les reins et à leur présence dans l'urine, cependant, dans ce cas particulier, on ne peut s'empêcher d'établir un rapport étroit entre ces deux termes : ab-sence d'albumine et absence de microbes dans l'urine. Malheureusement la recherche des microbes dans les reins, qui aurait pu définitivement nous renseigner sur la généralisation de l'infection, n'a pu être faite. Par contre, dans deux autres observations (6 et 8), cette re-cherche a pu être faite dans les meilleures conditions, *très peu de temps après la mort.* Dans l'une (6) l'infec-tion pneumococcique avait déterminé différents épan-chements, dans lesquels l'examen bactériologique nous avait permis de reconnaître la présence exclusive des pneumocoques : l'autre (8) se rapporte au cas où l'ino-culation de 2 cc. d'urine à une souris avait provoqué la mort au bout de trente heures. Dans les deux cas, les reins revêtaient l'aspect macroscopique du gros rein blanc. Ils étaient volumineux, lisses, pâles. Ils présen-taient, à des degrés variables suivant les endroits, les lésions histologiques ordinaires des néphrites infec-tieuses : dans les tubes contournés, tuméfaction trouble de l'épithélium, diminution ou perte de l'affinité pour les réactifs colorants, état vacuolaire prononcé; dans les glomérules, prolifération peu active en général des noyaux de la capsule et du bouquet, enfin réplétion très accentuée des vaisseaux qui étaient dilatés, gorgés de globules rouges ; quelques hémorrhagies sous-capsulaires, plus rarement hémorrhagies dans la capsule de Bowman.

Si nous avons rappelé brièvement ces lésions, c'est qu'à des lésions à peu près analogues dans les deux cas, correspondait une topographie identique des organismes pathogènes. (Planche I, fig. B.)

Les pneumocoques sont disséminés en grand nombre dans toute l'étendue de l'organe. Les vaisseaux sanguins de tout calibre, plus spécialement les capillaires qui siègent aux angles de réunion de deux ou trois tubes contournés, en contiennent soit le long de leur paroi où ils sont en général dirigés dans l'axe du vaisseau, soit dans leur intérieur même, mélangés aux globules rouges, sans direction bien déterminée. Dans les capillaires du glomérule, ils sont en général plus espacés. Ceux qu'on découvre dans la lumière de la capsule de Bowman sont plutôt en rapport avec la paroi et les noyaux de la capsule elle-même qu'avec le bouquet capillaire du glomérule, dont ils restent volontiers séparés par une certaine distance. Dans le tissu conjonctif intermédiaire aux tubes contournés, on en aperçoit un grand nombre (plus cependant dans un cas que dans l'autre. Obs. 6). Ils s'amassent aux angles de réunion des tubes contournés, là où il existe souvent un capillaire. Il n'est pas toujours facile de préciser si les microbes sont contenus dans l'intérieur du capillaire, ou s'ils appartiennent au tissu conjonctif qui l'entoure. Mais ce qui frappe le plus dans la topographie de ces pneumocoques, c'est la disposition qu'affectent ceux qui entourent les tubes contournés. Tandis que ceux qui sont éloignés de la paroi du tube ont leur grand axe dirigé dans tous les sens, ceux qui avoisinent la paroi possèdent une tendance très manifeste à lui rester parallèle, et à former ainsi par leur ensemble une véritable couronne de microbes. Dans l'intérieur des cellules épithéliales, les pneumocoques infiltrés en grand nombre, se dirigent un peu dans tous les sens, affleurant souvent les noyaux ; mais vers la lumière ils reprennent de nouveau une direction parallèle à la paroi, dessinant fréquemment un cercle très régulier.

Cette topographie des pneumocoques dans les reins de malades ayant succombé à l'infection pneumococcique, rappelle exactement celle que nous avons signalée au cours de la néphrite expérimentale qui a suivi l'injection intra-veineuse de pneumocoques après section de la moelle cervicale (chat 3) (Planche I, fig. A) : même abondance de microbes, même disposition en couronne autour des tubes contournés, même élection dans l'intérieur des cellules d'Heidenhain. Il y a cependant une différence à noter : dans la néphrite humaine, on découvre *en plus* des microbes dans l'intérieur de la capsule de Bowman, tandis que dans la néphrite expérimentale où la sécrétion aqueuse de l'urine, fonction du glomérule, est abolie par la section de la moelle, tous les pneumocoques sont contenus dans les capillaires du bouquet.

Comme nous avons pu le constater sur nos coupes, la généralisation des pneumocoques dans le rein se fait d'une façon évidente par les vaisseaux sanguins, mais rarement on a eu l'occasion de les découvrir dans le sang de la circulation générale. Talamon l'a cependant cultivé une fois avec du sang pris au moment de l'agonie; Netter l'a retrouvé dans quelques cas d'endocardite infectieuse.

En résumé, si dans la néphrite pneumonique le microbe pathogène peut se rencontrer exceptionnellement dans le sang, par contre il est facile de le mettre en évidence, et dans les reins et dans l'urine. Mais ce qui est plus difficile à établir, c'est le rapport qui existe entre les lésions et les microbes. C'est toujours la même question qui se pose : les microbes agissent-ils directement par eux-mêmes sur les éléments anatomiques du rein, ou bien par l'intermédiaire de leurs produits de sécrétion? L'existence d'un poison pneumonique dans les urines ayant été démontrée par Roger et Gaume, on doit selon toute vraisemblance lui réserver une certaine part dans la pathogénie des altérations des cellules d'Heidenhain. Mais nous croyons cependant que l'abondance excessive de pneumocoques, que nous avons pu constater dans les coupes de reins, recueillis dans les meilleures conditions, *très peu de temps après la mort*, et d'autre part, la prédominance des lésions dans les cellules qu'ils traversent pour arriver dans les voies de l'excrétion de l'urine, sont deux raisons majeures qui doivent faire attribuer au microbe lui-même la plus grande part des altérations dans la néphrite pneumococcique. Celle-ci rappelle ainsi le type de la néphrite infectieuse établie par le professeur Bouchard.

Fièvre typhoïde

Nous avons rappelé ailleurs (Historique) les résultats très contradictoires auxquels sont arrivés les auteurs qui ont recherché le bacille d'Eberth dans l'urine, le rein et le sang. Nos recherches ont porté sur douze malades dont l'urine présentait de l'albumine en quantité variable. Deux fois (Obs. 15 et 18) l'examen bactériologi-que, pratiqué chaque fois à deux reprises, n'a pas donné de résultat : il s'agissait dans les deux cas d'une albumi-nurie légère qui a disparu rapidement.

Dans neuf observations, l'urine albumineuse conte-nait des germes, tantôt en assez grand nombre pour être mis en évidence par l'examen microscopique pratiqué immédiatement après la prise d'urine, tantôt visibles seulement par les cultures. Dans aucun cas l'urine en-semencée sur un milieu nutritif contenant de l'urée n'a dégagé l'odeur de la fermentation ammoniacale.

Les microbes que nous y avons rencontrés revêtaient tantôt uniquement la forme de bâtonnets (Obs. 13 et 19), tantôt celle de microcoques (Obs. 11 et 14), mais bien plus souvent (8 cas sur 9) les deux formes étaient asso-ciées. L'isolement sur plaques de gélatine et la détermi-nation des caractères propres aux individus et aux co-lonies, nous ont permis de reconnaître dans les formes bacillaires le microbe pathogène de la fièvre typhoïde, le bacille d'Eberth-Gaffky. Les formes rondes étaient des staphylocoques qui, dans les rares inoculations que nous avons pu pratiquer, avaient conservé leur faculté pyogène.

De plus, dans un cas compliqué d'infection secondaire à streptocoques, nous avons retrouvé cet organisme dans l'urine (Obs. 10). Un premier examen, pratiqué au sei-zième jour environ de la maladie, nous avait permis d'iso-ler le bacille d'Eberth et un staphylocoque. Vers le tren-tième jour, il survint un écoulement purulent de l'oreille gauche, précédé depuis plusieurs jours de phénomènes inquiétants qui faisaient croire à une rechute : tempé-rature élevée, frisson, abattement, etc. L'examen microscopique du pus révéla la présence exclusive de longues chaînettes sinueuses. L'examen de l'urine, pratiqué le lendemain, aussitôt après la prise, fit découvrir au microscope des chaînettes flexueuses en assez grand nombre, au milieu d'une masse formidable de bacilles d'Eberth et de quelques microcoques disposés sans ordre. En même temps le dosage de l'albumine, qui les jours précédents était en quantité impondérable, indiquait 0,60 centig. au tube d'Esbach. Cette augmentation de l'albumine, liée à la présence de streptocoques dans l'urine, doit être vraisemblablement rapportée à une détermination rénale de l'infection secondaire qui avait successivement provoqué une otite et une phlébite.

En fait, dans nos recherches nous avons retrouvé 7 fois sur 12 le bacille d'Eberth dans l'urine. Cette proportion est très au-dessus de celle donnée par Neumann qui l'a retrouvé 11 fois sur 48 cas. Nous croyons que cette différence tient simplement à ce que toutes nos observations se rapportent à des malades dont l'urine contenait de l'albumine, en quantité plus ou moins considérable, il est vrai, tandis que les recherches de Neumann ont porté indifféremment sur tous les typhiques présentant ou non de l'albumine.

Neumann rapproche la formation des foyers bacillaires dans les reins de la production des taches rosées. Pour lui, les deux phénomènes sous la dépendance d'une même cause, la généralisation du microbe pathogène, seraient dans un rapport étroit comme date d'apparition et comme intensité. Nos résultats ne concordent pas avec son affirmation. D'une part, les ensemencements du sang des taches rosées que nous avons faits sont toujours restés stériles, et d'autre part, s'il est vrai que la plupart du temps, nous avons trouvé le bacille d'Eberth dans l'urine entre le 15e et le 20e jour, dans plusieurs cas nous l'avons retrouvé bien plus tardivement, au 25e jour pour la première fois dans l'observation 12; au 30e jour, associé au streptocoque dans l'observation 10; au 33e jour dans l'observation 13.

La présence de l'organisme pathogène dans l'urine s'accompagnait chaque fois de l'existence d'une certaine quantité d'albumine dont l'apparition, l'augmentation ou la disparition a souvent coïncidé avec l'apparition, l'augmentation ou la disparition des microbes eux-mêmes (Obs. 10, 12, 13, 17). Aussi, malgré la conclusion de Neumann, pour lequel il n'existe aucun rapport entre l'albuminurie et la présence de bacilles d'Eberth dans l'urine, nous nous rangeons à l'opinion, formulée depuis longtemps déjà par le professeur Bouchard, pour qui la détermination rénale des microbes et leur passage à travers les éléments anatomiques de l'organe, sont les facteurs principaux de l'albuminurie des typhiques. Nous disons principaux, parce que M. Bouchard a eu soin de rappeler, dans ses leçons sur l'antisepsie dans les maladies infectieuses, les expériences par lesquelles MM. Chantemesse et Widal ont provoqué chez le cobaye des lésions de néphrite épithéliale par l'injection d'une culture stérilisée de bacille typhique.

Il semble donc que dans la fièvre typhoïde comme dans la pneumonie, on soit en droit d'établir deux parts dans la pathogénie des lésions rénales, l'une qui revient au microbe lui-même, l'autre au poison, à la toxine qui, continuellement élaborée dans l'organisme infecté, s'élimine en majeure partie par l'urine.

Mais si l'existence du bacille d'Eberth dans l'urine est

toujours l'indice d'une atteinte rénale, celle-ci ne comporte pas toujours ni la même étendue ni la même gravité. C'est ainsi que dans l'obs. 9, l'examen de l'urine fit reconnaître en même temps que des bacilles d'Eberth et des staphylocoques, une quantité considérable d'albumine, 5 gr. par litre environ au tube d'Esbach. La présence du bacille d'Eberth ayant été constatée également ment quelquesjours auparavant dans un écoulement purulent survenu à l'oreille droite, il devint manifeste que la néphrite et l'otite étaient toutes deux sous la dépendance d'une généralisation du microbe pathogène. Or, dans ce cas, la complication rénale a été grave d'emblée; l'albuminurie s'est maintenue pendant près de vingt-cinq jours au chiffre de 5 gr. par litre, et n'a diminué que dans les quelques jours qui ont précédé la mort. Mais, d'une façon générale, l'albuminurie qui s'accompagne de la présence du bacille d'Eberth est le plus souvent légère, parfois impondérable, dépassant exceptionnellement 0.75 c.

La présence des staphylocoques dans l'urine des typhiques est aussi fréquente dans nos observations que celle du microbe pathogène lui-même. Déjà Berlioz était arrivé à une proportion à peu près analogue, puisque sur dix cas, il dit avoir retrouvé quatre fois uniquement des staphylocoques pyogènes.

Nos recherches sur l'urine des sujets en apparence de santé nous ont fait constater assez souvent, dans certaines conditions bien déterminées, il est vrai, la présence des mêmes germes. Or, au cours de la fièvre typhoïde, « l'altération de toute l'économie, dit Chantemesse (1), la

(1) CHANTEMESSE. — Charcot — Bouchard — Brissaud. Article « Fièvre typhoïde. » — 1891.

faiblesse qui en est la suite, les fermentations anormales qui se poursuivent dans toute l'étendue du tube digestif, l'accumulation des produits septiques dans les premières voies de la respiration, les ulcérations qui siègent dans l'intestin, l'estomac, la gorge et le larynx et *surtout l'entrave mise aux procédés de défense de l'organisme par la présence dans le sang des toxines élaborées par la première infection*, tout concourt à favoriser la pénétration et la pullulation dans l'économie des germes étrangers au virus typhique lui-même. »

Parmi ces germes d'infections secondaires, ceux que nous avons rencontrés presqu'exclusivement dans l'urine des typhiques sont également des staphylocoques. Nos examens positifs correspondaient en général au troisième septenaire, entre le dix-septième et le vingt-deuxième jour. Cependant, dans notre observation 7, les staphylocoques existaient déjà dans l'urine dès le onzième jour; et plusieurs fois aussi nous les avons vus persister pendant la convalescence, une fois jusqu'au trente-cinquième jour, alors que l'albumine et le bacille d'Eberth avaient disparu simultanément de l'urine depuis un certain temps.

Dans les trois cas suivis de mort que nous avons pu observer, la recherche des microbes dans les reins nous a fait constater également la présence du bacille d'Eberth et des staphylocoques : deux fois, les cultures du sang de l'organe ont fourni des colonies du microbe pathogène (obs. 10 et 19); dans un cas, les cultures ont donné à la fois du bacille d'Eberth et du staphylocoque (obs. 10). Eberth qui, le premier, a recherché le bacille typhique dans les reins, ne l'y a jamais trouvé. Le Professeur Bouchard a constaté, dans l'urine et les reins des typhiques, des formes bacillaires qui, selon toute vraisemblance, étaient les organismes pathogènes de la maladie elle même; Gaffky les a retrouvés trois fois sur sept cas examinés. Cornil et Babes les ont observés dans les vaisseaux du rein, mais ne les ont pas vus très nettement dans l'intérieur des tubes. Seitz qui, sur vingt-quatre autopsies, a coloré constamment les bacilles typhiques dans la rate, dix-sept fois dans les ganglions mésentériques, trois fois dans le foie, dit ne les avoir pas rencontrés dans les reins.

Pour notre part, dans un cas (obs. 20), nous avons réussi à colorer très nettement les bacilles d'Eberth dans les coupes du rein. Les conditions dans lesquelles les organes ont été pris, nous permettent d'affirmer qu'il ne peut s'agir, dans ce cas, d'une infection *post mortem*. D'autre part, l'analogie complète comme forme, comme grandeur et comme disposition, qui existait entre ces microbes (Planche II, Fig. A) et ceux d'une plaque de Peyer du même sujet (Planche II, Fig. B), n'autorise pas le moindre doute sur leur identité. En effet, dans les deux coupes, les bacilles typhiques existaient uniquement dans le tissu conjonctif et dans les troncs lymphatiques : jamais dans les vaisseaux sanguins. A l'encontre de ce que nous avons observé sur les coupes du rein pneumonique, où les microbes existaient aussi bien dans les vaisseaux sanguins, capillaires du glomérule, capillaires interstitiels, gros troncs vasculaires, que dans le tissu conjonctif lui-même, dans le rein dothiénentérique, *les bacilles d'Eberth se localisent exclusivement dans les espaces conjonctifs qui séparent les tubes urinifères.* Ils y affectent une disposition qui rappelle celle des pneumocoques (Planche I, Fig. I), avec cette différence toutefois, qu'ils y sont bien moins nombreux. Tandis que les bacilles, qui se trouvent aux angles de réunion de plusieurs tubes contournés se dirigent dans tous les sens, sans ordre, au contraire ceux qui avoisinent immédiatement la paroi, ont une tendance très manifeste à lui rester parallèle. Dans l'intérieur même des tubes contournés, on découvre de temps en temps un bacille isolé plus ou moins en rapport avec le noyau d'une cellule d'Heidenhain.

Quant aux glomérules : vaisseau afférent, capsule de Bowman, capillaires du bouquet ne contiennent de micro-organismes à aucun endroit de la coupe. Cette absence complète de bacilles dans les vaisseaux sanguins permet d'expliquer, dans une certaine mesure, les insuccès fréquents de ceux qui les ont cherchés dans le sang de la circulation générale.

Mais si l'existence des bacilles d'Eberth dans le rein et dans l'urine fait entrer la néphrite dothiénentérique dans le groupe des néphrites infectieuses primitives, la fréquence relativement considérable des staphylocoques doit cependant faire réserver à l'infection secondaire une part qu'il est difficile de déterminer, d'autant plus que l'infection secondaire à elle seule peut suffire, comme dans la scarlatine, à provoquer des néphrites pour le moins aussi graves que celles des infections primitives.

Scarlatine

C'est surtout dans la scarlatine que l'étude bactério-logique a permis de distinguer parmi les accidents ceux qui appartiennent en propre à la maladie elle-même de ceux qui ne sont que des complications.

Malgré de nombreuses tentatives, le microbe spécifi-que de la scarlatine reste encore à découvrir. La Com-mission d'Edimbourg a réduit à sa juste valeur la pré-tendue découverte de Jamieson et Edington ; et Crooks-hank et Marie Raskin ont prouvé que le streptocoque trouvé par Klein lors de l'épidémie de Hendon, était identique au streptocoque pyogène et nullement l'or-ganisme pathogène de la scarlatine. Par contre, de nombreux auteurs, parmi lesquels nous citerons plus particulièrement, Lœffler, Lenhartz, Babès, Wurtz et Bourges, ont isolé des différents organes de malades atteints de scarlatine des organismes pathogènes nette-ment caractérisés. Parmi ces organismes, le streptoco-que est celui qui a été retrouvé le plus souvent, soit sur le vivant, dans les fausses membranes de l'angine (Lœf-fler, Wurtz et Bourges), dans le pus, ou plus rarement dans le sang (Marie Raskin), soit à l'autopsie dans pres-que tous les organes (Babès, Marie Raskin). Identique au streptocoque pyogène pour Marie Raskin, Wurtz et Bourges, le streptocoque de la scarlatine est le même que celui de Fehleisen pour Lœffler et Lenhartz. A l'appui de son affirmation ce dernier auteur rappelle l'observation du Professeur Heubner qui, examinant un enfant atteint d'angine scarlatineuse, reçut à la figure, sur une excoriation, un débris de fausse membrane et qui, quatre jours après, constata un érysipèle de la face ayant débuté au point d'inoculation. Cette distinction d'ailleurs est tout à fait secondaire depuis que Chantemesse et Widal ont prouvé l'identité des streptocoques du pus et de l'érysipèle.

Après le streptocoque, les germes que ces auteurs ont constatés le plus fréquemment se trouvent être les staphylocoques, doré et blanc, soit associés aux streptocoques dans les fausses membranes de l'angine (Wurtz et Bourges), soit à l'état de pureté dans les foyers purulents (abcès ganglionnaires, otite, etc.) et dans les organes (plèvres, articulations, rate, reins). Plus rarement on a signalé le bacille de Lœffler et le pneumocoque.

Or, parmi les nombreuses complications de la scarlatine qui semblent être sous la dépendance de ces germes d'infections secondaires, il faut ranger la néphrite qui est une des plus graves et des plus fréquentes. Dans une statistique de quatorze cas de scarlatine compliqués d'albuminurie, Babès a retrouvé treize fois le streptocoque dans le rein. De son côté, Marie Raskin a pu constater aussi dans des reins de néphrite scarlatineuse la présence de streptocoques et quelquefois de staphylocoques, plus souvent l'aureus que l'albus.

Nous avons eu l'occasion, à l'hôpital Saint-Antoine, d'observer un certain nombre de scarlatines chez les

adultes que l'Administration *isolait* dans les mêmes salles que les malades atteints d'érysipèles. Nos malades
se trouvaient ainsi dans les meilleures conditions d'infection secondaire. Aussi un grand nombre d'entre eux
présentaient-ils de l'albumine dans les urines, alors
qu'au pavillon de scarlatine de l'hôpital des Enfants-
Malades, où, sous l'impulsion du professeur Grancher,
l'isolement et l'antisepsie sont pratiqués avec une extrême rigueur, cette même complication est devenue
une véritable exception. Nous ne sommes pas en mesure de donner une statistique précise à cet égard, mais
nous pouvons rappeler cependant que, cherchant à recueillir des observations d'albuminuries scarlatineuses,
nous n'avons pu en trouver une seule au pavillon des
Enfants-Malades dans l'intervalle de deux mois environ
(mars et avril 1891). Par contre, au 3 mars 1891, la salle
d'hommes du pavillon *d'isolement* de l'hôpital Saint-
Antoine renfermait dix-sept malades, dont cinq érysipèles
et douze scarlatines. Sur ces douze scarlatines, cinq,
c'est-à-dire environ la moitié, avaient de l'albumine dans
l'urine, en quantité très variable, il est vrai. Dans la salle
des femmes du même pavillon se trouvaient quinze malades : un seul érysipèle et quatorze scarlatines dont
quatre, près d'un tiers, présentaient de l'albumine.

Ces quelques chiffres constituent une forte présomp-
tion en faveur de la part prépondérante qu'il faut attribuer à l'infection secondaire dans la production de la
néphrite scarlatineuse. On peut y voir également une
preuve de l'identité du streptocoque de l'érysipèle et de
celui de la scarlatine. En outre si on compare le nombre des cas d'albuminurie de la salle des hommes à
celui de la salle des femmes, on constate qu'il reste pro-

portionnel aux cas d'érysipèles qui existaient dans la salle, beaucoup plus nombreux dans la salle des hommes où les érysipèles étaient au nombre de quatre, que dans la salle des femmes où il n'en existait qu'un seul. N'y-a-t-il pas là une confirmation de la loi de Chauveau sur la part qu'il faut attribuer à la quantité d'agents infectieux dans la production des accidents?

L'examen bactériologique de l'urine prise dans les meilleures conditions d'asepsie a été pratiquée dans ces neuf cas d'albuminuries scarlatineuses. Il s'agissait, dans la plupart des cas, de l'albuminurie tardive, de celle qui s'installe pendant la desquamation. Dans un cas où l'urine contenait 1 g. d'albumine, et où le malade présentait de la céphalalgie tenace et de la bouffissure de la face (obs. 28), l'examen bactériologique est resté totalement négatif. Dans un autre cas, où on avait constaté pour la première fois des traces d'albumine au septième jour de la maladie, nous n'avons pas trouvé de microbe pathogène dans l'urine, mais un organisme accidentel qui, cultivé sur agar-urée, dégageait au bout de vingt-quatre heures une forte odeur d'ammoniaque.

Il reste donc sept cas sur neuf où nous avons isolé de l'urine des germes pathogènes : trois fois un streptocoque, trois fois un streptocoque associé à des staphylocoques, une fois le staphylocoque blanc à l'état de pureté.

Dans cinq cas, l'albuminurie s'est installée pendant que les malades présentaient des signes d'angine. Une fois il s'agissait de l'angine du début qui s'était prolongée jusqu'au sixième jour et qui, à cette date, avait provoqué un phlegmon de l'amygdale (obs. 29); les quatre autres fois, les signes de l'angine survinrent (obs. 21, 24-27) ou augmentèrent (obs. 26) respectivement aux 17e, 18e, 19e

et 20e jours de la maladie. Ces angines tardives
s'accompagnaient de la production d'exsudats, dans lesquels l'examen bactériologique fit constater la présence
de streptocoques en grande majorité. Les streptocoques
que nous avons trouvés dans l'urine, cultivés sur agar-
urée n'ont pas dégagé l'odeur de la fermentation ammoniacale : ils étaient identiques par leurs caractères de
cultures à ceux que nous avions isolés des gorges des
mêmes sujets. Il est hors de doute qu'il s'agit, en l'espèce,
d'un seul et même organisme, le streptocoque de l'érysipèle, qui, après s'être développé sur une muqueuse plus
ou moins dépouillée de son revêtement épithélial, a pu
se généraliser et provoquer une détermination rénale, à
la faveur de laquelle il s'est éliminé dans l'urine. Mais il
manque cependant à cette affirmation le contrôle indispensable des cultures que nous ne pouvions pratiquer à
cette date.

Des deux autres cas, une fois l'urine albumineuse, au
quatorzième jour, renfermait des streptocoques (obs. 25),
bien que le malade ne présentât plus depuis un ou deux
jours, des signes d'angine ; mais un fil de platine promené sur les amygdales et ensemencé sur un tube d'agar
fournit, dès le lendemain, de nombreuses colonies de
streptocoques en grande majorité. Enfin chez le dernier
de nos sept albuminuriques, le seul chez lequel l'albuminurie avait été constatée dès les premiers jours (au
cinquième jour), l'urine ne contenait pas de streptocoques, mais le staphylococcus albus à l'état de pureté.

Ces observations tendent donc à prouver, après celles
de Marie Raskin et de Babès, que la néphrite de la scarlatine, la néphrite tardive qui apparaît au cours du
deuxième septenaire, parfois plus tard, n'appartient pas

en propre à la maladie elle-même. Elle est sous la dépendance immédiate d'infections secondaires généralement à streptocoques, plus rarement à staphylocoques. Dans un grand nombre de cas, on est même en droit de l'assimiler aux néphrites qui se développent à la suite d'angines infectieuses quelconques, sur lesquelles le professeur Bouchard et Kannenberg ont les premiers appelé l'attention.

Dans les trois cas où nous avons pu recueillir des reins de scarlatineux ayant présenté de l'albumine, nous y avons constaté la présence des mêmes germes d'infection secondaire, une fois par les cultures (obs. 32), les trois fois dans les coupes (obs. 30, 31, 32). Dans un cas (obs. 30), les microbes que nous avons colorés étaient uniquement des streptocoques d'assez longue dimension en général, quelques-uns très flexueux, atteignant parfois plus de quarante éléments. Dans les deux autres observations (31-32) les microcoques très réguliers, tous d'égal volume à peu près, étaient disposés, soit accouplés deux par deux, soit plus souvent en petits amas, et en grappes. C'est dans un de ces cas d'ailleurs que la culture du sang du rein sur agar a donné des colonies de staphylococcus aureus.

La topographie, dans les coupes du rein, des deux espèces microbiennes, streptocoques et staphylocoques, était à peu près identique, avec cette réserve toutefois que les streptocoques étaient en plus grand nombre que les staphylocoques. D'une façon générale, ces organismes siégent de préférence dans le tissu conjonctif de la substance corticale (Planche III, fig. E. et F.) Dans le tissu conjonctif même, comme les pneumocoques, comme les bacilles typhiques (Planches I et II), ils ont une tendance très manifeste à s'amasser dans les espaces qui séparent deux ou plusieurs tubes contournés. On en découvre également dans l'intérieur des tubes contournés, soit inclus dans les cellules épithéliales, soit également dans la lumière, mélangés aux débris de la désintégration cellulaire.

Dans les vaisseaux, tandis que les staphylocoques sont contenus dans la lumière, les streptocoques s'insinuent parfois dans l'épaisseur même de la paroi, entre les fibres cellules d'abord, atteignant ensuite la couche adventice, disposition qui a déjà été signalée par Widal dans son étude sur la phlegmatia. Les capillaires du glomérule contiennent en général très peu de microbes.

Les lésions histologiques que nous avons observées dans les deux espèces de néphrites n'étaient pas identiques. Dans les deux cas, il est vrai, ce qui dominait, c'était une prolifération abondante des noyaux du tissu conjonctif et une agglomération de cellules rondes dans l'intérieur du glomérule, en même temps que la tuméfaction et parfois aussi la desquamation des cellules endothéliales de la capsule. Dans les deux cas aussi les cellules épithéliales des tubes contournés, tuméfiées, granuleuses, étaient fusionnées entre elles et réagissaient d'une façon très variable suivant les endroits, aux réactifs colorants, le noyau se colorant en général très faiblement. Mais ce qui existait en plus dans les deux cas de néphrite à staphylocoques et qui manquait totalement dans la néphrite à streptocoques, c'était un état vacuolaire, limité à certains endroits dans l'observation 31, plus accentué et presque généralisé dans l'observation 32. Cet état vacuolaire de la néphrite à staphylocoques rappelle exactement les lésions qui se sont produites sur le chat 1, page 86, au bout de quarante minutes, à la suite de l'injection intra-veineuse de 2^{cc} de culture de staphylocoque doré après section de la moelle. Il nous a semblé aussi que dans le cas de néphrite à staphylocoque, les cellules rondes avaient une tendance à se grouper volontiers soit au niveau du pédicule du glomérule, soit autour de la capsule de Bowmann, disposition que nous n'avons pas rencontrée dans les coupes de la néphrite à streptocoques.

Ces différences dans les lésions peuvent être rapportées selon toute vraisemblance à la différence des germes qui les ont provoquées. Et, s'il est vrai que la néphrite de la scarlatine est en général sous la dépendance d'une infection secondaire à *streptocoques*, il est manifestement des cas où elle est causée uniquement par les *staphylocoques*, plus souvent peut-être par l'aureus que par l'albus.

Néphrites infectieuses à la fois primitives et secondaires

Entre les néphrites infectieuses primitives, causées par la généralisation des microbes pathogènes nettement spécifiques comme le pneumocoque et le bacille typhique, et les néphrites infectieuses secondaires, déterminées par des infections surajoutées, il existe un groupe qu'on peut rattacher à la fois aux unes et aux autres. Il s'agit des néphrites qui surviennent dans le cours de divers rhumatismes infectieux, de l'ostéomyélite, de l'endocardite ulcéreuse etc., tous états infectieux causés, dans la majorité des cas, par des germes non spécifiques comme l'aureus, l'albus, plus rarement le streptocoque; mais où cependant on n'a pas affaire, à proprement parler, à une infection secondaire, si on réserve cette dénomination à une infection nouvelle, différente, surajoutée à la première, et non à la simple généralisation d'une même espèce microbienne. La néphrite, dans ce cas, est bien due au seul microbe qui a infecté l'organisme, et de ce fait elle est primitive; mais elle reste secondaire en ce sens qu'en général le microbe n'est nullement spécifique de l'état infectieux, mais rentre le plus souvent dans le groupe des germes vulgaires qui produisent les infections secondaires. Telles sont nos deux observations 4 et 5, l'une se rapportant à une endocardite infectieuse, et l'autre à un pemphigus infectieux. Dans le premier cas terminé par la mort, l'autopsie n'a pu être faite, le second a guéri. — Dans les deux cas, l'albuminurie était en petite quantité; l'urine puisée aseptiquement a fourni dans les cultures les staphylocoques pyogènes, associés au streptocoque pendant une certaine période dans l'observation du pemphigus. Or, l'examen bactériologique du sang, pratiqué à différentes reprises, a permis de retrouver les mêmes germes que nous avons isolés de l'urine, aureus et albus pour l'endocardite, aureus et streptocoque dans l'observation de pemphigus. De plus, dans cette observation terminée par la guérison, la disparition de l'albumine dans l'urine a coïncidé exactement avec la disparition des microbes à la fois dans le sang et dans l'urine. On est en droit d'en conclure avec le Professeur Bouchard, que dans ces conditions, la néphrite est bien sous la dépendance de la généralisation des germes infectieux dans les reins et de leur élimination par l'urine.

CONCLUSION GÉNÉRALE

Nous avons énoncé à la fin de chaque chapitre les conclusions tirées des faits que nous avancions.

De l'ensemble de cette étude se dégage cette conclusion générale, que la néphrite des maladies infectieuses ne comporte pas, dans tous les cas, une pathogénie identique.

Elle est causée, tantôt par l'organisme spécifique de la maladie elle-même, et tantôt par les germes pathogènes non spécifiques qui déterminent les infections secondaires.

L'organisme spécifique provoque la lésion rénale, tantôt exclusivement par son produit de sécrétion (*néphrite infectieuse toxique*), tantôt par sa généralisation dans le rein et son élimination par l'urine (*néphrite infectieuse proprement dite, primitive*).

Dans les néphrites qui accompagnent les infections secondaires, la généralisation des microbes dans le rein, suivie de leur passage dans l'urine, est la règle (*néphrite infectieuse proprement dite, secondaire*).

EXPÉRIMENTATION

NÉPHRITE EXPÉRIMENTALE PAR INJECTION SOUS-CUTANÉE DE LYMPHE DE KOCH

12 juillet, 2 h. — Lapin injecté dans tissu cellulaire sous-cutané avec 0 g. 004 m. de lymphe de Koch. Le soir pas de réaction. 38° 2 température. Urine ne contient pas d'albumine le lendemain.

15 juillet, 1 h. 1/2. Nouvelle injection de 0.008 m. 8 h. 1/2 40° 8 ; le lendemain matin 39° ; Urine albumineuse sanglante.

19 juillet. — Amaigrissement considérable depuis la dernière injection. 2 h. 20, injection de 0.010 m., meurt le lendemain matin.

Autopsie. — Pas de tubercules dans aucun organe. Reins, très congestionnés, volumineux. Gauche, 25 g., droit, 28 g. Pyramide surtout congestionnée au niveau de la substance corticale.

Examen microscopique (acide osmique, alcool absolu, picro-carmin) Grande quantité de cellules rondes à noyau tuméfié dans capsule des glomérules.

Quelques globules rouges. Capillaires glomérulaires distendus. Par endroits tuméfaction des cellules de revêtement de la capsule.

État vacuolaire de l'épithélium des tubuli. — Lumière contient exsudat granuleux.

Multiplication des cellules de l'épithélium des tubes droits ; elles deviennent irrégulières, polygonales, tassées, disposées en plusieurs couches. A certains endroits la lumière des tubes droits en est complètement obstruée. Dans tissu conjonctif, diapédèse.

Vaisseaux. — Des cellules rondes en quantité notable le long des capillaires.

En résumé. — Lésions de néphrite diffuse.

Expériences faites au laboratoire du professeur François Frank du Collège de France.

***

CHATS INJECTÉS APRÈS SECTION DE LA MOELLE CERVICALE

***

CHAT 1. *Section de la moelle entre les V et VIe cervicales. — Injection intra-veineuse de 2 cc. de bouillon de culture de staphylocoque doré. — Quarante minutes de survie. — État vacuolaire généralisé des épithéliums d'Heidenhain. — Staphylocoques dans le rein.*

17 juillet, 5 h. 20. — Section de la moelle entre la cinquième et la sixième vertèbre cervicale.

5 h. 30. — Injection de 2 cc. de bouillon de culture de staphylococcus aureus dans la veine tibiale gauche.

6 h. 10. — Mort, autopsie. La vessie, très contractée derrière le pubis, *ne contenait pas une goutte d'urine.*

Les ensemencements faits avec le sang du cœur, de la rate, du foie et des *reins* ont été positifs..

Les reins — sont congestionnés — ne présentent rien de particulier à l'inspection ni à la coupe — (des fragments sont placés les uns dans l'acide osmique au 1/100 pendant 12 heures et ensuite dans l'alcool absolu, d'autres immédiatement dans l'alcool absolu et le Muller).

Substance corticale. — Sous la capsule quelques petites hémorrhagies.

Glomérules. — Dans le plus grand nombre la capsule paraît saine, l'endothélium n'a pas proliféré : les noyaux du bouquet glomérulaire semblent également sains ; leur nombre ne paraît pas augmenté. Quelques glomérules cependant contiennent entre la capsule et le bouquet une certaine quantité de poussière granuleuse qui se colore en rose jaune (sur les coupes au picro-carmin) ; rarement on y découvre quelques cellules rondes nucléées.

Tubes contournés, — L'épithélium des tubes contournés présente un état vacuolaire très prononcé, presque généralisé à toute la coupe. Tandis que les cellules des rares tubes restés sains se colorent vivement, le protoplasma en jaune roux, le noyau en rouge, les tubuli creusés de vacuoles présentent une teinte générale beaucoup plus pâle. Les cellules tuméfiées ont leurs contours peu nets. Dans un grand nombre de tubes le boursouflement est assez prononcé pour faire disparaître totalement la lumière. Les noyaux de ces cellules se colorent très diversement ; d'une façon générale on peut dire que leur affinité pour la matière colorante est très diminuée, pour quelques-uns même elle a totalement disparu. Mais ce qui frappe le plus à l'inspection de la coupe, c'est un état vacuolaire presque généralisé de ces épithéliums : les vacuoles de dimension variable sont disposées dans quelques tubes très régulièrement le long de la paroi, alternant avec les noyaux. La lumière est le plus souvent obstruée par des boules claires et grenues dans des proportions très variables. — Dans l'intérieur de quelques tubes on voit quelques globules rouges : ces tubes sont entourés de capillaires dilatés, gorgés de sang. — Quelques amas de noyaux dans le tissu conjonctif. Tubes droits sont normaux.

Topographie des microbes. — Par la méthode de Gram on arrive facilement à colorer les microbes dans les coupes. — Ils siègent surtout dans la substance corticale, le plus grand nombre restant contenus dans les vaisseaux et les capillaires. — Par endroits on découvre de véritables amas de cocci dans le tissu conjonctif qui entoure les tubes contournés. — Dans quelques tubes contournés on découvre également, soit inclus dans les cellules d'Heidenhain, soit dans la lumière mélangés aux débris de la désintégration cellulaire, des microcoques qui restent colorés en violet. — Les capillaires du bouquet glomérulaire en renferment aussi un certain nombre ; exceptionnellement quelques cocci colorés en violet sont mélangés aux débris granuleux qui séparent le bouquet de la capsule de Bowman.

Chat. 2. *Section de la moelle cervicale entre les VIe et VIIe vertèbres cervicales. — Injection intra-veineuse de 1^cc de bouillon de culture de charbon. — 20 heures de survie. — Lésions de néphrite diffuse. — Bacilles dans le tissu conjonctif et dans les tubes contournés.*

22 juillet, 4 h. 1/2. — Section de la moelle.

22 juillet, 5 h. 1/4. — Injection de 1cc de culture de *charbon* dans la veine crurale gauche.

Survie jusqu'au lendemain 23 juillet à 1 h. 1/2. — Autopsie.

Reins très pâles. Volume normal. — A la coupe, pas de différence de coloration entre la substance corticale et la pyramide. La vessie contenait quelques gouttes d'urine.

Ensemencements du sang *des reins,* du cœur, de la rate et du foie ont été fertiles. — La culture de l'urine n'a rien donné.

HISTOLOGIE. — *Glomérules* sont peu lésés : légère diapédèse des noyaux de la capsule. — hémorrhagies intra-capsulaires. — Cellules endothéliales du bouquet glomérulaire normales.

Les tubuli contorti ne sont pas également atteints dans toute l'étendue de la coupe. Un petit nombre seulement semblent sains. — Dans le plus grand nombre l'épithélium est tuméfié, granuleux, présente des vacuoles ; souvent il abandonne entièrement la paroi et obstrue complètement la lumière. Dans quelques-uns, l'acide osmique colore des traînes de granulations graisseuses sur la portion basale des cellules d'Heidenhain. Dans les coupes colorées au picro-carmin les noyaux de ces cellules se colorent faiblement. — Dans le tissu conjonctif légère prolifération de noyaux réunis en petits amas. Vaisseaux congestionnés.

Tubes de la substance pyramidale ne présentent rien de particulier.

MICROBES. — (Gram Weigert). A un faible grossissement (Leitz, obj. 4., ocul. 1) on distingue dans la substance corticale, à plusieurs endroits, des amas ou des traînées qui sont restées colorées en violet. On n'en voit pas dans la substance pyramidale.

A un grossissement plus fort (Leitz, obj. Immersion 1/16 ocul. 1) on reconnaît que ces masses violettes sont uniquement formées par la bactéridie ; mais pour essayer d'étudier sa topographie, il vaut mieux s'adresser à des endroits de la coupe qui contiennent moins de bacilles. D'une façon générale, la substance corticale en contient un nombre beaucoup plus considérable que la substance pyramidale : dans celle-ci les bacilles se trouvent le plus souvent dans le tissu conjonctif qui sépare les tubes, quelquefois dans l'intérieur même des capillaires, presque jamais dans la lumière même des tubes droits.

Dans la substance corticale, le *plus grand nombre de bacilles* se trouvent dans le *tissu interstitiel lui-même et dans les vaisseaux.*

Très rarement on en aperçoit dans *les glomérules*, et quand ils s'y trouvent ils sont contenus dans l'intérieur même du bouquet glomérulaire, exceptionnellement dans la lumière qui sépare la capsule du bouquet. Un certain nombre ont pénétré *dans les tubes contournés* où ils siègent tantôt contre la paroi entre les cellules d'Heidenhain, tantôt dans la lumière, mélangés à la substance granuleuse qui la remplit souvent

CHAT 3. — *Section de la moelle entre les VIe et VIIe cervicales. — Injection intra-veineuse de 1 cc. de culture de pneumocoques. — 6 heures de survie. — Lésions de néphrite diffuse. — Pneumocoques dans le tissu conjonctif et les tubes contournés.*

24 juillet, 1 heure 1/2. — Section de la moelle.

1 heure 3/4. — Injection de 1 cc. de bouillon de pneumocoques dans la veine crurale gauche.

Mort à 7 h. 1/2. — Autopsie.

Vessie réduite au minimum *ne contenait pas d'urine.*

Cultures faites avec le sang du cœur, de la rate et des reins ont été fertiles.

Reins très congestionnés, volumineux.

HISTOLOGIE. — Congestion intense des vaisseaux. Lésions diffuses portant sur les glomérules, les tubes contournés, les vaisseaux et le tissu conjonctif.

Glomérules. — Prolifération des noyaux de la capsule ; entre le bouquet et la capsule, hémorrhagies, quelquefois poussière granuleuse qui se colore en jaune par acide picrique. Du côté des capillaires glomérulaires il n'y a pas de prolifération, mais dans certains glomérules les cellules plates nucléaires du bouquet sont dégénérées ; elles sont réfringentes, les noyaux se colorent difficilement.

Les tubes contournés présentent partout la tuméfaction trouble ; les bords des cellules ne se distinguent plus, leur protoplasma est uniformément granuleux dans toute l'étendue de la cellule, faisant cependant dans quelques cas une auréole claire autour de quelques noyaux. Ceux-ci se colorent à peine. *Il n'y a pas ou presque pas de vacuoles.* La lumière des rares tubes qui n'est pas complètement obstruée par la tuméfaction des cellules épithéliales l'est toujours plus ou moins par leur desquamation totale ou leur désintégration. Les vaisseaux ainsi que les capillaires sont très distendus, gorgés de sang ; hémorrhagies

sous-capsulaires nombreuses, quelques-unes en pleine substance corticale atteignent jusqu'à trois fois le volume d'un glomérule. Peu de
noyaux dans le tissu conjonctif.

Les tubes droits sont bien moins atteints; cependant dans un certain
nombre, l'épithélium a desquamé; leur lumière contient des globules
rouges en assez grand nombre.

TOPOGRAPHIE DES MICROBES. — (Planche I. Fig. A.) — Quantité prodigieuse de pneumocoques. Dans la substance corticale on en découvre
dans les vaisseaux sanguins, dans ceux de gros calibre et surtout dans
les capillaires qui séparent les tubes contournés.

Les vaisseaux du glomérule intra et extra-capsulaires, vaisseau
afférent et capillaires du bouquet, en contiennent un certain nombre.
Ils semblent toujours contenus dans l'intérieur même du capillaire. On
n'en découvre pas dans la lumière qui sépare le bouquet de la capsule.
Dans le tissu conjonctif les pneumocoques se rangent volontiers tout
autour de la paroi, le plus souvent assez régulièrement pour simuler
un ou deux cercles concentriques à cette paroi. Les tubes contournés
eux-mêmes en renferment un très grand nombre. Tantôt ils infiltrent
très irrégulièrement les cellules épithéliales, sans qu'il soit possible
de leur assigner une direction quelconque, tantôt, et cette direction
s'accuse davantage dans les tubes contournés qui contiennent une
plus grande quantité de microbes, ils s'amassent dans la portion des
cellules épithéliales attenant à la lumière, gardant en général une
tendance à rester parallèles à la paroi. On en découvre quelques-uns
dans la lumière même mélangés aux débris granuleux et aux noyaux
des cellules d'Heidenhain qui ont subi la désintégration totale. Enfin
par places, dans quelques tubes contournés, quelques pneumocoques
semblent entourer assez régulièrement un ou deux noyaux.

D'une façon générale, il semble que là où les microbes sont en plus
grand nombre les tubuli soient plus profondément altérés : ils sont
plus dilatés ; l'épithélium plus tuméfié, plus fusionné, prend moins la
matière colorante ; il a une teinte lavée générale sur laquelle tranche
à peine la coloration légèrement plus accusée des noyaux. Dans
quelques tubules les noyaux des cellules ne se colorent plus du
tout.

Dans la substance pyramidale, il est difficile de distinguer les tubes
droits qui ont desquamé des capillaires qui les côtoient. Les microbes
siègent en nombre très variable d'ailleurs, suivant les endroits de la

coupe, dans le tissu conjonctif interstitiel et dans les capillaires. Quelques tubes droits qui ont conservé leur épithélium en contiennent également soit le long de leur paroi, soit plus rarement dans leur lumière.

Chat 4. — *Section de la moelle entre les VIe et VIIe vertèbres cervicales. — Injection intra-veineuse de 1 cc. de culture du bacille d'Eberth. — 15 heures de survie.— Lésions de néphrite diffuse. — Pas de microbes dans les coupes.*

25 juillet, 1 h. 1/2. — Section de la moelle.

1 h. 40. — Injection de 1 cc. de bouillon de culture du bacille d'Eberth dans la veine crurale gauche. — Survie jusqu'au lendemain 9 heures. — Autopsie.

Vessie contenait une certaine quantité d'urine, mais l'ensemencement a été négatif.

Les cultures faites avec le sang de la rate et *des reins* ont été fertiles et ont donné le bacille d'Eberth pur. — Culture du sang du cœur stérile.

Reins. Congestionnés, volumineux, de consistance moindre qu'à l'état normal. A la coupe la substance corticale est plus pâle que la substance pyramidale.

Histologie. — *Glomérules* sains pour la plupart. Dans quelques-uns les noyaux de la capsule sont plus saillants, plus nombreux. Légère prolifération également du côté du bouquet capillaire : rarement un exsudat granuleux réunit la capsule aux capillaires. L'inflammation du glomérule est en somme rare, et quand elle existe elle est très modérée. Par contre, les *tubes contournés* sont lésés sur presque toute l'étendue de la coupe. Dans la plupart, l'épithélium, tuméfié, fusionné, remplit complètement le calibre du tube. Les noyaux des cellules épithéliales plus nombreux ont moins d'affinité pour les matières colorantes. L'état vacuolaire existe presque partout, mais plus accentué à certains endroits. Les vacuoles sont généralement de petites dimensions, souvent plus petites que les noyaux des cellules épithéliales ; elles siègent en aussi grand nombre sur la partie basale de l'épithélium que sur la partie qui regarde l'axe du tube. Dans quelques tubes contournés, la lumière, au lieu d'être diminuée par la tuméfaction de l'épithélium, est au contraire très largement augmentée par la desquamation qui respecte cependant le plus souvent la portion de la cellule attenant aux noyaux.

Les tubes droits de la substance pyramidale sont sains : l'épithélium est intact, la lumière très régulière.

Dans le tissu conjonctif les capillaires sont volumineux ; on y constate également une abondante prolifération de noyaux, surtout dans la substance corticale au niveau du pédicule vasculaire du glomérule.

Microbes. — Les cultures faites avec le sang du rein ont été positives, cependant la recherche des bacilles poursuivie dans de nombreuses coupes par le Kuhnc et le Ziehl ne nous a donné aucun résultat.

Chat 5. — *Section du bulbe. (Trachéotomie préalable et respiration artificielle continuée pendant 3 heures.) — Injection intra-veineuse de bacille d'Eberth. — Lésions diffuses. — Pas de microbes dans les coupes.*

27 juillet, 4 h. — Section du bulbe.
4 h. 10'. — Injection de 1cc. de culture d'Eberth dans la jugulaire gauche.
7 h. — Autopsie. — Vessie, ne contenait pas d'urine.
Ensemencement du sang, du foie et des *reins a été fertile;* celui du sang du cœur n'a pas donné.
Reins. — Pâles, petits ; à la coupe les deux substances corticale et médullaire sont très pâles ; entre les deux arcades, des vaisseaux se dessinent nettement. Quelques stries hémorrhagiques.

Histologie. — *Les glomérules* ne présentent à aucun endroit de la coupe trace de prolifération et de diapédèse. Mais par contre, dans quelques-uns les cellules plates nucléaires du bouquet sont très réfringentes, les noyaux se colorent à peine d'une façon plus intense que le protoplasma qui les entoure.

Les tubes contournés, dilatés, présentent un état vacuolaire généralisé très prononcé. Les cellules épithéliales sont tuméfiées, peu distinctes les unes des autres, leurs noyaux ont absolument perdu leur affinité pour la matière colorante. Aussi le plus souvent ne distingue-t-on dans le tube contourné qu'une masse granuleuse uniforme, plus ou moins farcie de vacuoles de dimensions très variables. Souvent donc quelques tubes, les noyaux des cellules épithéliales qui se teintent encore légèrement par la matière colorante sont entourés d'une auréole claire très régulière.

Tubes droits sont sains.

Les capillaires des deux substances sont très congestionnés, foyers hémorrhagiques qui prédominent dans la substance corticale ; pas d'amas de noyaux dans le tissu conjonctif.

MICROBES. — Les ensemencements faits avec le sang du rein ont été fertiles ; par contre, il ne nous a pas été possible, pas plus que pour le chat 4, de colorer le bacille d'Eberth dans les coupes du rein.

CHATS INJECTÉS QUI N'AVAIENT PAS SUBI LA SECTION DE LA MOELLE

CHAT 6. — *Injection intra-veineuse d'aureus.*— *3 jours de survie.* — *Lésions diffuses.* — *Microbes en nombre restreint dans les coupes.*

Vendredi 31 juillet, 4 h. — *Injection de* 2cc. *d'aureus* dans veine crurale gauche. Sacrifié *le* 3 *août.*

Vessie distendue contenait urine en assez grande quantité.

Pas d'abcès dans aucun organe.

Cultures du sang du cœur, de la rate, du foie et *des reins* sont positives.

Culture de l'urine également positive.

Rein gauche très congestionné. Coloration vineuse de la surface, vaisseaux injectés ; à la coupe substance pyramidale plus foncée.

Rein droit moins volumineux, pas de différence de coloration entre les deux substances. Sur les deux reins, arcades vasculaires très bien dessinées.

HISTOLOGIE. — Congestion intense des vaisseaux de tout calibre de la substance corticale, foyers hémorrhagiques qui siègent souvent sous la capsule, quelques-uns près des glomérules. Glomérulite de moyenne intensité. Dans quelques glomérules on distingue des globules rouges entre le bouquet et la capsule de Bowman, peu de leucocytes. Les tubes contournés présentent la tuméfaction trouble de leurs épithéliums ; léger état vacuolaire existe mais variable suivant les endroits. Dans quelques tubes les vacuoles plus petites que les noyaux de cellules sont toutes égales entre elles comme volume ou à peu près, tandis que dans d'autres elles sont bien plus volumineuses et de dimensions très inégales. Cet état vacuolaire s'accompagne toujours de la fusion des cellules d'Heidenhain entre elles et d'une diminution plus ou moins accentuée de l'affinité de leurs noyaux pour la matière colorante. Dans la région pyramidale un certain nombre de tubes ont aussi leurs cellules tuméfiées, en partie desquamées et presque insensibles aux réactifs colorants. Dans le tissu conjonctif, les capillaires sont dilatés, remplis de globules rouges. Entre les tubes, surtout dans la substance pyramidale, il existe des amas considérables de cellules embryonnaires.

MICROBES. — Les ensemencements faits avec le sang du rein et l'urine prise dans la vessie ont donné des cultures positives. La coloration des microbes dans les coupes par le Gram-Weigert décèle la présence d'un nombre fort restreint de micro-organismes. Ils siègent surtout en amas peu considérables dans les vaisseaux de la zone médullaire. Quelquefois ils y sont dispersés en traînées longitudinales qui dessinent la direction des vaisseaux. Un certain nombre sont disséminés dans le tissu conjonctif interstitiel ainsi que dans la lumière des tubes droits. On en trouve moins dans le tissu interstitiel de la substance corticale, dans les glomérules et dans les tubes contournés.

CHAT 7. — *Injection-intra veineuse du bacille d'Eberth. — Trois jours de survie. — Gros rein blanc. — Lésions de néphrite diffuse. - Pas de microbes dans les coupes.*

31 juillet. — Injection de 2 cc. *de culture de bacille d'Eberth* dans la veine crurale gauche.

Sacrifié le 3 août.

La vessie contenait une certaine quantité d'urine.

Les ensemencements faits avec le sang de la rate, du foie et des reins ont été fertiles ; ceux faits avec le sang du cœur ont été négatifs.

La culture de l'urine a donné également le bacille d'Eberth.

Les reins présentaient le *type du gros rein blanc.*

La capsule se détache facilement ; leur surface est lisse, pâle ; ils sont volumineux, mous, flasques. De plus sur le rein gauche on note quatre à cinq foyers hémorrhagiques sous-capsulaires ; deux seulement dans le rein droit. Sur une surface de section la substance corticale épaissie tranche par sa coloration blanchâtre sur la congestion intense des pyramides.

HISTOLOGIE. — Congestion des vaisseaux dans toute la coupe ; quelques foyers hémorrhagiques de peu d'étendue dans la substance corticale, qui siègent toujours soit sous la capsule, soit près d'un glomérule. — Les glomérules sont le siège d'une inflammation très vive ; prolifération des noyaux de la capsule de Bowman et du bouquet ; diapédèse de globules blancs et de globules rouges dans la lumière qui sépare les capillaires de la capsule. Souvent ces éléments figurés sont compris dans une masse homogène finement granuleuse qui se colore en rose par le 'picro-carmin. Dans les tubes contournés, ce qui frappe tout d'abord, c'est la desquamation presque généralisée des épithéliums. Les deux tiers du revêtement épithélial tombent en désintégration dans la lumière du tube, mélangé à de rares noyaux, à des globules blancs et quelquefois aussi à des globules rouges. Le tiers de l'épithélium contenant le noyau reste attaché à la paroi et se trouve relié aux masses granuleuses qui remplissent la lumière, par des filaments minces qui dessinent des mailles parfois assez régulières pour rappeler une mosaïque. Dans les tubes contournés où la desquamation est moins prononcée, on distingue un état vacuolaire très développé ; les vacuoles en général très volumineuses possédent deux à trois fois le volume des noyaux.

Dans un grand nombre de cellules d'Heidenhain l'acide osmique colore en noir des granulations graisseuses qui siègent surtout contre la paroi.

Dans les tubes droits l'épithélium tuméfié a desquamé également ; leur lumière est diminuée, quelquefois complètement obstruée par la masse granuleuse qui provient de cette chute épithéliale et qui se trouve souvent mélangée surtout de globules rouges, beaucoup plus rarement de globules blancs. Le tissu conjonctif présente quelques amas de noyaux plus nombreux dans la substance corticale, au niveau du point où le vaisseau afférent aborde le glomérule.

MICROBES. — Les cultures faites avec le sang du rein et l'urine ont donné le bacille d'Eberth ; mais, pas plus que pour les chats 4 et 5, nous ne sommes parvenu à le mettre en évidence sur les coupes du rein, quoique nous ayons multiplié nos essais par la plupart des procédés de coloration connus.

CHAT 8. — *Injection intra-veineuse de charbon.* — *24 heures de survie.* — *Lésions très limitées.* — *Bacilles peu nombreux dans les coupes.*

2 août, 9 h. du matin. — Injection dans veine crurale gauche de 2 cc. de culture de charbon.

Sacrifié le lendemain, à 3 h. après midi.

Vessie contient de l'urine en petite quantité. Reins semblent nor
maux.

Les cultures d'urine, du sang, des reins, du cœur, de la rate sont
toutes fertiles.

HISTOLOGIE. — Les glomérules paraissent sains, dans le plus grand
nombre le bouquet capillaire remplit entièrement la capsule ; dans
aucun nous n'avons constaté ni diapédèse ni hémorrhagie. Dans la plupart des tubes contournés, les cellules épithéliales sont normales, on
distingue les bords qui les séparent, et les noyaux se colorent vivement
par le carmin et l'hématoxyline. Dans un petit nombre cependant,
l'épithélium est tuméfié, la lumière est très réduite, et avec un peu
d'attention on y découvre quelques vacuoles dispersés surtout le long
de la paroi et alternant avec les noyaux ; mais cette disposition est
exceptionnelle, il faut la rechercher pour la trouver.

Les tubes droits ne présentent pas la moindre altération.

Dans le tissu conjonctif nous n'avons trouvé à aucun point ni foyer
hémorrhagique ni amas de cellules embryonnaires.

MICROBES. — Les cultures faites avec le sang du rein et l'urine ont
donné la bactéridie. Dans les coupes du rein traitées par le Gram-
Weigert on arrive facilement à colorer les bacilles. D'une façon générale leur nombre est fort restreint : ils siègent surtout dans les capillaires, leur grand axe disposé parallèlement à la paroi, dans le sens
du courant sanguin. On en voit quelques-uns dans les capillaires
des glomérules, bien plus rarement dans la lumière qui sépare le
bouquet vasculaire de la capsule. De temps en temps on découvre
quelques bacilles isolés dans les tubes contournés, soit le long de
la paroi, comme inclus dans les cellules épithéliales, soit dans leur
lumière même.

Des bacilles siègent également dans la lumière d'un certain nombre
de tubes droits et plus fréquemment encore dans les capillaires qui les
entourent.

OBSERVATIONS

Observation I

*Érysipèle de la face. — Albuminurie légère. — Streptocoques
dans l'urine.*

Le nommé D... A..., âgé de 32 ans, entre le 28 février à l'hôpital
Saint-Antoine, pavillon d'isolement, lit n° 3.

Deux jours avant son entrée, frisson, fièvre, courbature, malaise,
cuisson à la narine droite. — A son entrée, plaque rouge, saillante,
douloureuse sur la face, au niveau de racine du nez du côté droit.

Engorgement ganglionnaire. Albumine en petite quantité.

Prise aseptique d'urine révèle à l'examen présence de chaînettes
courtes, formées en général de 6 à 8 éléments. Culture sur bouillon
donne des chaînettes plus sinueuses.

Culture sur gélatine inclinée donne un semis de colonies circulaires de très petite dimension, assez égales entre elles, de couleur
blanche, composées de microcoques disposés le plus souvent en
chaînettes, quelques-uns deux par deux.

Culture sur agar donne également de toutes petites colonies dont
la dimension ne dépasse pas une tête d'épingle. Chaînettes.

Culture sur agar-urée ne provoque pas de fermentation ammoniacale.

Observation II

*Érysipèle de la face. — Albuminurie légère. — Streptocoques et
staphylocoques dans l'urine.*

L... R..., âgé de 47 ans, entre le 1er mars au pavillon d'isolement,
lit n° 5.

Le 26 février, se couche bien portant. Dans la nuit il a un frisson,
dort mal, se réveille le lendemain avec une partie de la figure
enflée.

1er mars. — Gonflement total de la face. Œdème très considérable
des paupières. Phlyctènes. Délire la nuit.

Examen des urines indique la présence d'une petite quantité d'albumine.

Examen bactériologique et cultures permettent de reconnaître des
chaînettes et des *grappes*.

Parmi les colonies que donnent les cultures sur plaques de gélatine, les unes liquéfient assez rapidement la gélatine, tandis que les autres semblent à peine l'entamer.

La culture sur agar-urée ne dégage pas de fermentation ammoniacale.

OBSERVATION III

Erysipèle. — Albuminuric. — Staphylococcus albus dans l'urine.

G... A..., âgé de 24 ans, entre le 25 février 1891, à l'hôpital Saint-Antoine, au pavillon d'isolement, lit n° 21.

Antécédents. — 2 érysipèles antérieurs, le dernier il y a deux ans.

Début le 23 février. Sans grande réaction : la figure s'enfle du côté droit.

24 février. — Erysipèle gagne le côté gauche.

3 mars. — Albumine, 0,50 c. environ. Examen microscopique de l'urine est négatif. Les cultures donnent des colonies de staphylococcus albus. — Culture sur agar-urée ne dégage pas d'odeur.

OBSERVATION IV

Endo-péricardite infectieuse. — Albuminurie légère. — Staphylocoques dans le sang et dans l'urine. — Mort subite. — Pas d'autopsie (1).

La nommée M.... L.... âgée de 25 ans, fille de salle à l'hôpital Saint -Antoine, entre le 13 avril 1891, salle Nélaton, lit n° 16, dans le service du Dr Gingeot.

Antécédents héréditaires. — Mère morte, au dire de la malade, d'une maladie de cœur, subitement.

Antécédents personnels. — Scarlatine, fièvre typhoïde. Jamais de rhumatisme, toujours bien portante. Avant sa maladie avait fréquemment des battements des carotides très prononcés.

Début vers le 7 avril par une angine. L'interne du service dans lequel elle était fille de salle, constata sur les amygdales la

(1) La partie clinique de l'observation nous a été communiquée par notre excellent collègue Lamy, interne du Service.

présence de vésicules d'herpès très nettes. — Phénomènes généraux intenses, abattement, température élevée, délire la nuit.

13 avril. — Entre dans le service.

Examen. — A gauche du sternum la palpation dénote une sensibilité très vive à la région précordiale. — Les carotides battent avec force. Le cœur bat fort et vite, 110 pulsations par minute. Auscultation révèle un bruit de frottement au 1er temps, très superficiel, qui s'entend dans toute la région précordiale mais plus sur le sternum. Il s'affaiblit en allant vers la pointe, où on entend un souffle à propagation dans l'aisselle. — Rien dans le poumon. Pas d'albumine dans l'urine.

19 avril. — Douleur dans l'aine gauche, gonflement diffus de la région.

20 avril. — La malade ne peut s'asseoir, à cause de la douleur. Mêmes signes sthétoscopiques. Température oscille 39° et 39°4.

22 avril — Urine contient de l'albumine mais pas en quantité considérable. — Douleur de l'aine diminue.

23 avril. — Gonflement du cou-de-pied gauche. Douleurs dans les mollets.

Urine contient albumine en quantité impondérable.

Culture du sang pris au bout du doigt donne du staphylococcus aureus.

Urine prise aseptiquement dans la vessie donne également de l'aureus.

24 avril. — Délire la nuit. Quelques râles sibilants et renflants. Diarrhée.

25 avril. — Eréthysme cardiaque toujours très prononcé.

26 avril. — Douleurs à l'aine et aux mollets ont disparu : il persiste un léger gonflement au niveau de la malléole externe du côté gauche.

27 avril. — Amélioration. Température est descendue à 37°6. Frottement s'entend aux deux temps dans toute l'étendue du sternum. Quand on détache le stéthoscope de la paroi, le bruit du frottement disparaît : on n'entend que les deux bruits très sourds de la révolution cardiaque. Douleur à l'aine droite.

29 avril. — Intermittences du pouls. Diarrhée persiste.

1er mai. — Température s'élève à 40°4. Frissons. Toux fréquente. Dans la nuit, délire, hallucinations. Vomissements le matin.

2 mai. — Température descend à 38° le matin, différence de 2°4 sur celle de la veille. Vomissements. Diarrhée. — Battements cardiaques sont sourds. Matité cardiaque très augmentée. On sent bien la pointe.

3 mai. — Vomissements persistent, pouls régulier à 120.

4 mai. — Vomissements. Céphalalgie. — Urine contient une petite quantité d'albumine.

5-6 mai. — Même état.

9 mai. — Vomissements ont cessé. Pouls très fréquent 160. Température 38° le matin, 39° le soir.

11 mai. — La malade se trouve mieux. Temp. 38°. Pouls à 120, on n'entend plus le frottement.

12 mai. — Pouls remonte à 160. Température se maintient entre 38° et 38°5'.

13-14-15 mai. — Pouls redescend à 100 pour remontes à 150. Oscillations tous les jours. Température 38°.

16 mai. — *Cultures du sang donnent de l'aureus et de l'albus*, Urine contient de l'albumine.

Examen microscopique de l'urine est négatif.

Cultures de l'urine prise aseptiquement donnent du staphylococcus aureus.

17 mai. — Fièvre tombe. Vomissement sanglant. Pouls très irrégulier.

18 mai. — Fièvre se maintient à 37°5. Pouls diminue de fréquence, régulier. Diarrhée a disparu. Sensibilité de la région précordiale, roulement préaptolique.

19 mai. — Pouls irrégulier remonte à 150. Température 37°5.

20 mai. — Malaise général. Vomissements.

21 mai. — Le matin à la visite pouls irrégulier. A partir de midi, a vomi tout ce qu'elle prenait. Dans la journée rien de particulier, elle reçoit des visites, cause avec entrain. A 5 heures du soir, subitement elle se renverse en arrière, s'agite une seconde les yeux grands ouverts et fixes, le visage rouge, congestionné, et meurt subitement.

L'autopsie n'a pu être faite.

OBSERVATION V

Pemphigus infectieux. — Albuminurie. — Endocardite. — Lymphangite à streptocoques. — Aureus dans le sang. — Streptocoques et aureus dans l'urine. — Guérison.

Le nommé H... F... âgé de 68 ans, ébéniste, entre le 8 avril 1891 à l'hôpital Saint-Antoine, salle Aran, 12, dans le service du D' Ballet.

9 avril. — Malade depuis un mois environ, porte à la jambe gauche

des traces d'anciennes lésions, eczéma, ulcères remontant à une époque éloignée ; se fatigue plus vite depuis un mois, est faible sur ses jambes. Douleurs dans les épaules, ne peut travailler depuis 15 jours.

A son entrée on constate sur les jambes des traces d'une éruption récente de bulles ; elles sont affaissées ; ne contiennent plus de liquide ; au nombre de 5 à 6 tout au plus, disséminées sur la partie interne de la cuisse. En outre cicatrices syphilitiques, crête du tibia paraît épaissie.

10 avril.— Rougeur limitée de la partie moyenne de la cuisse gauche qui est douloureuse à cet endroit.

12 avril. — Température 38°5. Rougeur de la cuisse s'est étendue.

13 avril. — Poussée d'éruption occupant la cuisse et la jambe droite, ainsi que le bras droit, accessoirement le bras gauche.

Cette éruption comprend des éléments à plusieurs degrés :

1° Petites vésicules ressemblant à des vésicules d'herpès, de la grosseur d'une tête d'épingle, isolées ou réunies en groupe, reposent sur un fond rouge non induré.

2° Vésicules se sont réunies, constituent de petites phlyctènes à contenu jaunâtre.

3° Ce sont de grosses bulles à contenu hémorrhagique, ressemblant à des bulles de pemphigus.

La plaque lymphatique de la cuisse gauche a un diamètre de 12 c. environ ; la peau y est œdémateuse. Ganglions tuméfiés non indurés. Anorexie, soif vive. Température oscille entre 38°5 et 39. Diarrhée (six selles). Les deux dernières selles contenant du sang. Le matin en examinant le bassin on constate des caillots de sang rouge. — Urine contient 0,80 cg. d'albumine au tube d'Esbach.

Quelques râles de bronchite. Rien au cœur, pas de délire.

Examen et cultures du liquide de vésicule au premier degré font constater la présence du staphylococcus aureus.

Examen du sang de la circulation générale est négatif, mais les cultures donnent de l'aureus.

Sang de la plaque lymphangitique de la cuisse gauche contient du staphylocoque et des chaînettes longues flexueuses.

Examen et la culture de l'urine prise aseptiquement donnent des grappes et des chaînettes.

16 avril. — Nouvelle poussée discrète de vésicules sur la narine gauche. M. Brocq qui voit le malade fait le diagnostic de *Pemphigus infectieux.*

17 avril. — Albuminerie 0,25 c. au tube d'Erbach.

Dans la région précordiale, à gauche du sternum, sur une étendue de 6 à 8 centim. on entend un bruit de souffle dans l'intervalle des deux bruits et donnant au rythme général du cœur le rythme d'un bruit de galop ; souffle à l'orifice aortique et souffle à la pointe qui se prolonge dans l'aisselle.

Rate peu volumineuse.

18 avril. — Le centre de la plaque lymphatique soulevée est recouverte d'une énorme phlyctène dont la partie centrale enlevée laisse à nu un derme coloré d'une façon très intense, presque noirâtre, escharrotique. Tout autour, le cercle de l'inflammation s'est encore étendu.

Quant au reste de l'éruption, la plupart des vésicules primitives ont disparu ; quelques bulles de pemphigus à contenu hémorrhagique existent encore, mais la plupart se sont affaissées et ont laissé à leur place des ulcérations très superficielles, recouvertes çà et là d'une légère couche de pus.

Examen bactériologique du sang donne de l'aureus.

Examen de l'urine également.

19 avril. — Délire pendant la nuit. Etat somnolent à la visite. Eschare de la plaque s'agrandit ; elle est soulevée par une grande quantité de pus.

20 avril. — Incision en croix au thermo-cautère jusqu'à l'aponévrose. Elimination, à la suite, d'une grande quantité de pus et de matière gangréneuse.

21 avril. — Le malade se sent mieux. Il est plus éveillé.

22 avril. — Pas d'albumine dans les urines.

23 avril. — Urines claires, abondantes, 3 litres 1/2 en 24 heures.

24 avril. — Le malade manifeste le désir de manger. Urine sans albumine, 3 litres. — La plaque se déterge, elle est limitée de plus en plus par un sillon net. Toutes les bulles affaissées commencent à sécher. Les premières ont complètement disparu.

25 avril. — Le malade dit se trouver très bien. Temp. 38°4 le soir ; 37°5 matin. Au niveau de la malléole externe de la jambe droite, plaque de gangrène de l'étendue d'une pièce de 5 francs, formée par la confluence d'ulcérations plus petites.

Incision au thermo-cautère.

Souffles du cœur ont diminué d'intensité : celui qu'on entend encore le plus distinctement est le souffle mitral.

26 avril. — *Examen et cultures du sang sont négatifs.*

Examen de l'urine indique l'absence totale d'albumine ainsi que de micro-organismes.

2 mai. — Amélioration continue. Greffe épidermique sur l'ulcération de la cuisse gauche.

15 mai. — Cicatrisation complète des ulcérations.

Le malade commence à manger; se lève un peu dans la journée.

1er juin. — Le malade est complètement rétabli.

OBSERVATION VI

Pneumonie des deux sommets. — Hépatisation grise. — Infection pneumococcique généralisée : pleurésie, péricardite, péritonite. — Néphrite diffuse. — Pneumocoques dans les reins.

La nommée B... J..., âgée de 62 ans, entre le 20 juin à l'hôpital Saint-Antoine, dans le service du Dr Ballet, salle Ratan, 18.

21 juin. — Temp., 40°. La malade est dans un état de prostration complète; ne répond pas aux questions. On sait par les renseignements qu'elle est malade depuis dix jours.

Langue sèche, fendillée. Pommettes sont rouges. Légère oppression, mais pas d'expectoration.

Examen physique révèle une respiration obscure des deux sommets. Matité accentuée au sommet droit. Pas d'autres signes.

Bruits du cœur sont sourds, faibles mais assez réguliers.

Urines contiennent de l'albumine en assez grande quantité.

22 juin. — Mort avec 40°6.

AUTOPSIE. — Hépatisation grise des deux sommets. Épanchement purulent à droite de la valeur de 500 g. environ. Léger épanchement dans le péricarde. Péritonite suppurée avec litre et demi environ de pus épais. étalée en fausse membrane. Examen de ces différents liquides fait constater la présence exclusive de pneumocoques. *Rate* volumineuse. *Reins.* Sont volumineux, flasques. Poids : le droit, 270 g. ; le gauche, 250 g. Capsule se détache sans entamer la substance corticale qui est lisse, de couleur pâle. Sur une surface de section, la substance corticale augmentée de volume est moins colorée que la substance pyramidale qui est congestionnée.

HISTOLOGIE. — *Tubes contournés* très dilatés. Tuméfaction trouble, granuleuse de l'épithélium. Coloration défectueuse par l'hématoxyline et le picro-carmin. Les cellules semblent fusionnées entre elles; les noyaux se colorent à peine, quelques-uns même pas du tout. Du côté de la lumière le revêtement épithélial est très irrégulier et présente tantôt des excavations et tantôt des boules claires qui s'avancent jusque vers le centre de la lumière. Celle-ci est souvent obstruée par une matière finement granuleuse, qui se teinte légèrement en bleu très pâle par l'hématoxyline, et à laquelle se mêlent quelques leucocytes, des noyaux, et plus rarement des globules rouges.

Glomérules. Prolifération de l'endothélium de la capsule et de celui du bouquet glomérulaire. Exsudat granuleux dans la lumière de la capsule avec un assez grand nombre de cellules rondes nucléaires. Quelques glomérules contiennent de petits foyers hémorrhagiques.

Tubes droits. L'épithélium est intact le plus souvent. Cependant, légère desquamation dans quelques-uns.

Tissu conjonctif. Vaisseaux sont dilatés, congestionnés. Pas d'hémorrhagies capillaires. A certains endroits, plus volontiers au niveau où l'artère afférente touche au glomérule, amas de cellules embryonnaires.

MICROBES. Quantité prodigieuse de micro-organismes facilement colorés par toutes les méthodes; gardent leur coloration après l'action du réactif iodo-ioduré. Ils sont formés de cocci irréguliers, ovalaires, accouplés deux par deux. Quelques-uns possèdent une capsule bien nette. — Le plus grand nombre siègent dans le tissu conjonctif même; un certain nombre sont contenus dans les vaisseaux. — Dans la substance corticale où ils sont bien plus nombreux, les pneumocoques du tissu conjonctif qui entoure les tubes contournés s'agencent souvent sur des lignes parallèles à la paroi du tube; sur des coupes parallèles-à l'axe du tube, ils simulent une série de cercles concentriques. Ailleurs ils sont disséminés, et leur topographie ne permet aucune description.

Dans les tubes contournés on en aperçoit un grand nombre, aussi bien dans l'intérieur des cellules que dans la lumière, où, mélangés aux débris de la désintégration cellulaire, aux leucocytes et à des globules rouges faiblement colorés, ils tranchent plus que partout ailleurs.

Les glomérules en contiennent dans les vaisseaux capillaires, et aussi en moins grand nombre dans la lumière qui les sépare de la capsule. Ils sont plus rares dans les tubes droits et dans les tubes collecteurs où cependant, par endroits, on en aperçoit d'une façon manifeste dans les cellules et dans la lumière.

Observation VII

*Pneumonie gauche. — Pas d'albumine. — Pas de microbes
dans l'urine.*

La nommée V... A..., âgée de 29 ans, entre le 16 avril à l'hôpital
Saint-Antoine, salle Rostan, 1, dans le service du Dr Ballet.

Comme antécédent, fièvre typhoïde quelques années auparavant.
Malade depuis le 13 avril. Début par un violent point de côté à droite,
frisson, fièvre.

13 avril. — A son entrée, température 39°9. La malade se plaint de
douleurs abdominales et de mal de tête. Diarrhée fétide. Peu de
dyspnée. Toux modérée. — Expectoration visqueuse sans couleur.
Matité à la base gauche. Souffle, bronchophonie, râles crépitants. —
A droite, un peu de bronchite. L'urine ne renferme pas trace d'albumine.

14 avril. — Inoculation de crachats à souris qui succombe au bout
de deux jours, avec pneumocoques dans le sang.

Pas d'albumine dans l'urine.

Prise aseptique d'urine avec une sonde stérilisée à l'autoclave après
lavage de la vulve et du méat avec savon, sublimé, alcool et éther.
Examen immédiat reste négatif. Cultures également stériles.

21 avril. — Fièvre se maintient aux environs de 40°. *Urine exami-
née tous les jours depuis le 14 par plusieurs procédés ne contenait pas
la moindre trace d'albumine.*

Délire assez agité depuis hier au soir. Râles crépitants sont plus gros,
plus humides. Expectoration est peu abondante.

22 avril. — *2e Examen bactériologique de l'urine est entièrement
négatif.* Pas d'albumine.

23 avril. — Abattement, délire, lèvres sont desséchées, langue
rôtie, fendillée sur les bords.

24 avril. — Dyspnée plus intense. Agonise. Mort avec 41°2.
Autopsie n'a pu être faite.

Observation VIII

*Pneumonie gauche. — Hépatisation grise. — Pneumocoques et
staphylocoques dans l'urine. — Néphrite diffuse. — Pneumocoques dans le rein.*

Le nommé S..., 43 ans, ébéniste, entre à l'hôpital Saint-Antoine
le 2 juin, salle Broussais, n° 18, dans le service du Dr Ballet.

N'a pas fait de maladie grave antérieurement, mais a contracté à différentes reprises des rhumes qui lui duraient longtemps.

A son entrée, dyspnée très forte. Temp. 39°2. Il répond difficilement aux questions à cause de son oppression. Cependant il raconte que la maladie a débuté le 31 mai par un frisson violent et prolongé. Les jours suivants il a eu la fièvre, a commencé à tousser. Expectoration visqueuse adhérente au vase, légèrement rouillée. Vibrations augmentées à gauche. Percussion. Matité à la partie moyenne du poumon gauche. — A auscultation dans l'aisselle du même côté, bouffées de râles crépitants inspiratoires, pas de souffle.

3 juin. — Délire pendant lequel il parle peu, mais s'agite constamment et cherche à se lever.

Signes physiques n'ont pas varié.

Expectoration contient de nombreux pneumocoques encapsulés au milieu de cocci en amas et moins souvent en chaînettes. — Sang d'une souris inoculée dans le tissu cellulaire sous-cutané avec une petite quantité de crachats délayés, donne des cultures pures de pneumocoques.

Urine recueillie dans tube stérilisé, acide, albumineuse. *Examen aussitôt la prise, décèle présence d'un grand nombre de cocci et d'un certain nombre de diplocoques lancéolés, dont la capsule a été mise en évidence par le violet acide.*

Cultures sur bouillon, agar, gélatine et pomme de terre, donnent du staphylocoque blanc et doré, pas de pneumocoques.

L'inoculation sous-cutanée de 2 cc. d'urine à une souris blanche l'a fait mourir au bout de trente heures. Examen et cultures du sang donnent du pneumocoque.

4 juin.—Température 40°.— Le malade est très agité. Souffle tubaire assez intense à la place des râles crépitants. Urine contient de l'albumine.

5 juin. — Abattement complet, Dyspnée semble moins vive. Signes sthétoscopiques sont les mêmes que la veille. Le soir, délire, agitation.

6 juin. — Même état. Expectoration grise est très abondante. Mort après une agonie tranquille à trois heures du matin.

AUTOPSIE. — Nombreuses adhérences au poumon gauche, hépatisation grise des deux tiers inférieurs; au-dessus, trace d'hépatisation rouge. — Sommet est très congestionné, ainsi que le poumon droit en entier. Pas de tuberculose.

Rate, grosse, diffluente.

Reins volumineux, de consistancé moindre, pâles. Poids 190 g. Capsule se détache facilement, laisse une surface luisante, lisse. — Surface de section, substance corticale est moins colorée, grisâtre.

Les morceaux de reins qui ont servi aux coupes histologiques et pour la recherche des microbes ont été placés dans les réactifs durcissants *très peu de temps après la mort.*

HISTOLOGIE. — *Hémorrhagies sous-capsulaires*, espacées très irrégulièrement, plus ou moins étendues, empiétant plus ou moins sur la substance corticale.

Les tubes contournés sont très diversement altérés. Un grand nombre sont entièrement sains ; la lumière est visible, les cellules bien séparées entre elles prennent normalement la matière colorante. Mais par endroits, tuméfaction trouble de l'épithélium remplit totalement la lumière; prolifération des noyaux qui se colorent mal; ailleurs, état vacuolaire. Rarement desquamation totale de l'épithélium. Dans tous les cas la portion basale contenant le noyau reste attachée à la paroi. Sur les coupes fixées à l'acide osmique, on ne constate pas de granulations graisseuses.

Glomérules sont le siège d'une inflammation de moyenne intensité. Prolifération des noyaux de la capsule de Bowman. Exsudat intra-capsulaire plus ou moins abondant contenant des leucocytes. — Quelques hémorrhagies dans l'intérieur de la capsule de Bowman.

Les vaisseaux du tissu conjonctif sont remplis de globules rouges. Hémorrhagies nombreuses. Cellules épithéliales des tubes collecteurs sont desquamées par places.

MICROBES. — *Coupe colorée au bleu alcalin. — (Planche I. — Fig. B.).* — Pneumocoques en grand nombre disséminés dans toute l'étendue de la coupe. — Les microbes semblent plus nombreux dans les capillaires qui existent aux points de jonction de plusieurs tubes contournés. — Le vaisseau afférent du glomérule en contient également un grand nombre ayant la direction générale du vaisseau lui-même. Dans les capillaires du glomérule ils sont bien plus espacés ; mais, par contre, la capsule de Bowman est bordée très régulièrement en dedans d'une véritable couronne de microbes empiétant même à certains endroits sur la lumière qui la sépare du glomérule.

Dans le tissu conjonctif les pneumocoques sont disposés tout à fait au hasard, sans direction d'aucune sorte ; cependant ceux qui avoisinent immédiatement les tubes contournés se disposent volontiers d'une façon plus régulière, en dessinant un cercle qui entoure la paroi du tube contourné. A cet endroit, d'ailleurs, il n'est pas toujours facile d'établir si les micro-organismes siègent en dehors ou en dedans de la paroi. Les cellules épithéliales d'Heidenhain sont farcies de microbes dirigés dans tous les sens, quelques-uns affleurant le noyau, d'autres les pénétrant en entier. La rangée de pneumocoques qui avoisine la lumière est le plus souvent très régulièrement parallèle à la paroi du tube lui-même.

Dans la substance pyramidale, les microbes moins nombreux siègent surtout dans les vaisseaux et dans le tissu conjonctif : les tubes droits en renferment par endroits, soit entre la cellule épithéliale desquamée et la paroi, soit contenus dans l'épithélium lui-même, soit enfin dans la lumière, mélangés aux exsudats, à des cellules rondes et souvent à des globules rouges.

OBSERVATION IX (1).

Dothiénentérie. — Albuminurie grave. — Otite suppurée. — Bacilles d'Eberth et staphylocoques dans le pus de l'oreille et dans l'urine. — Pneumonie. — Mort. — Bacilles d'Eberth et staphylocoques dans les cultures du rein. — Lésions de néphrite diffuse.

Le nommé G... L..., âgé de 20 ans, maçon, entre le 2 février 1891 à l'hôpital Saint-Antoine, salle Magendie, lit n° 13, dans le service du Dr Hanot.

Antécédents. — Fluxion de poitrine à l'âge de 11 ans, arrivé à Paris depuis 7 mois, se fatigue beaucoup.

30 janvier. — Début par céphalalgie, malaise, douleurs dans les flancs. — 31, se couche. Anorexie, soif. Vertiges, bourdonnements d'oreilles. Constipation, toux légère sans dyspnée.

2 février. — A son entrée abattement. Température 40°4 le soir, 40°6 le matin. Langue sale, rouge aux bords et à la pointe, diarrhée. Pas de gargouillement.

____

(1) La partie clinique de cette observation ainsi que celle de l'observation 17, nous a été obligeamment communiquée par notre excellent ami Letienne, interne du service.

Les urines en petite quantité contiennent une grande quantité d'albumine.

6 février. — Délire léger. Sueurs profuses. Diarrhée. On prescrit 3 bains à 30° de 20 minutes.

7 février. — Temp. 40°. Le malade se plaint d'entendre mal, 6 bains.

8 février. — Même état. 6 bains.

9 février. — Urines très foncées (le malade prend du napthol) contiennent 5 gr. d'albumine par litre. 6 bains.

12 février. — Malgré les 6 bains qu'on continue à lui administrer tous les jours, la température oscille toujours aux environs de 40". Altération de la voix. Ecoulement purulent de l'oreille droite. *Examen du pus fait constater présence de bacilles d'Eberth associés à des staphylocoques.*

15 février. — Depuis le 9, l'urine dosée tous les jours a invariablement indiqué 5 gr. d'albumine environ. — Les bains sont toujours continués, la température se maintenant aux environs de 40°. Aphonie complète. Surdité a augmenté.

16 février. — Dyspnée. Respiration = 36.

17 février. — Dyspnée augmente. Râles sous-crépitants nombreux, surtout à droite. Les urines rouges, en petite quantité, 1/2 litre environ, contiennent toujours 5 gr. d'albumine environ.

Prise aseptique d'urine. — Examen microscopique immédiat fait voir bacilles d'Eberth en grand nombre, et des microcoques isolés ou en amas.

L'examen du dépôt de l'urine décèle la présence d'une grande quantité de cylindres granuleux, de quelques cellules épithéliales du bassinet, de leucocytes et de nombreux globules rouges.

Les cultures faites avec le pus de l'oreille et l'urine ont donné des colonies d'Eberth et de staphylococcus aureus et albus.

19 février. — Râles sous-crépitants plus abondants disséminés. On continue toujours les bains. Temp. aux environs de 40°. Le dosage de l'albumine donne 3 gr. 50.

20 février. — Aphonie diminue. Albumine 1 gr. 80. *Prise aseptique d'urine. — Examen et cultures donnent un résultat identique au premier examen : bacilles d'Eberth et staphilocoques.*

21 février. — Point douloureux dans le côté droit. Examen : submatité à la partie moyenne du poumon droit; murmure vésiculaire diminué; râles secs superficiels. Bains sont supprimés. Urines = 350 gr. Le malade en perd une grande partie. Alb. 1.50.

23 février. — Dyspnée intense. Pommette droite colorée. Matité plus accentuée, vibrations augmentées. Souffle tubaire, bronchophonie, gros râles sous-crépitants. Urines rouges. Albumine 1 gr. 50.

24 février. — Délire calme. Début d'eschare au sacrum: Albumine 0.50ᶜ.

26 février. — Délire la nuit. Somnolence le matin. Crachats contiennent pneumocoques. Temp. tombe brusquement à 36°2 pour remonter le lendemain à 38° le matin et à 40°6 le soir. Prostration.

28 février. — Délire calme. Coma. Soubresauts convulsifs des membres. De temps en temps, petits cris inarticulés. Pouls 150. Respiration 63. Mort à 2 heures de l'après-midi.

Autopsie. — Ganglions mésentériques augmentés de volume. Coloration rosée sur la partie terminale de l'iléon. Plaques de Peyer forment une ligne continue sans relief appréciable. Pas d'ulcérations. Rate = 250 gr.

Reins sont augmentés de volume, de consistance moindre, de couleur un peu jaunâtre. Sur la surface de section, la substance corticale, pâle, blanchâtre, tranche sur la coloration des pyramides. *Les cultures faites avec le sang du rein ont donné des colonies de bacilles d'Eberth et de staphylocoques.* Par contre il ne nous a pas été possible de colorer les microbes dans les coupes.

Histologie, — Prolifération peu accentuée des noyaux de la capsule de Bowman et du bouquet glomérulaire. Dans un certain nombre de glomérules, les cellules plates nucléaires qui revêtent les capillaires sont très réfringentes et se colorent mal. Lame conjonctive qui sépare les capillaires du glomérule et qui normalement n'est pas apparente, se voit très distinctement sur quelques-uns d'entre eux.

Les tubes contournés semblent très profondément lésés dans toute l'étendue de la coupe. Les épithéliums du plus grand nombre sont desquamés dans les deux tiers environ de leur hauteur, ne laissent contre la paroi que la portion du protoplasma qui entoure le noyau. Leur lumière est donc en général très élargie. Dans ce qui reste de l'épithélium strié il est le plus souvent impossible de distinguer la séparation des cellules; les noyaux se colorent très faiblement à certains endroits, pas du tout ailleurs, très mal en général ; le nombre des noyaux paraît augmenté. Ils sont entourés d'une façon constante par une aréole claire très régulière.

Dans les tubes droits les épithéliums se teignent vivement ; quelquefois cependant on observe une desquamation.

Vaisseaux sous la capsule et vers la papille sont gorgés de globules rouges qui se colorent bien, tandis qu'au contraire les vaisseaux intertubulaires restent presqu'incolores.

Tissu conjonctif interstitiel a proliféré manifestement, amas de noyaux, surtout à la périphérie des glomérules, plus spécialement au niveau du pédicule.

Foie. Normal comme volume.

Poumons. Hépatisation des lobes supérieurs du poumon droit.

Larynx. Taches irrégulières au niveau de l'épiglotte.

Cerveau. Du côté droit, au niveau du rocher, collection purulente diffuse dans la portion spongieuse de l'os.

OBSERVATION X (1)

Dothiénentérie légère. — Albuminurie. — Bacilles d'Eberth et staphylocoques dans l'urine. — Infection secondaire à streptocoques dans la convalescence simulant une rechute plus grave que la première atteinte. — Otite suppurée. — Streptocoques dans l'urine. — Albuminurie plus abondante. — Phlébite.

L... L..., âgé de 27 ans, journalier, entre le 1er mai à l'hôpital Saint-Antoine, salle Marjolin, n° 4, dans le service du Dr Gingert.

Pas de maladie grave antérieurement. En 1888 seulement, forte bronchite qui l'a tenu quinze jours au lit. Ne tousse pas ordinairement.

A l'entrée. Malade depuis huit jours, mal de tête, faiblesse, abattement général. Pas d'épistaxis. Ventre légèrement ballonné. Diarrhée modérée, 3 à 4 selles par jour.

2 mai. — Taches rosées sur le ventre. Albuminurie légère. Râles de congestion aux deux bases.

4 et 5 mai. — Température s'élevant au-dessus de 39°. On donne deux bains à 28° dans l'après midi.

6 mai. — Hémorrhagie intestinale. Bains sont suspendus. Glace sur le ventre.

15 mai. — La maladie suit son cours régulièrement sans incident particulier. Albuminurie du début persiste.

16 mai. — *Examen de l'urine immédiatement après la prise permet*

(1) La partie clinique nous a été communiquée par notre excellent collègue et ami Lamy, interne du service.

de constater l'existence de bacilles disposés en amas caractéristiques.
Examinés sans coloration ils sont doués de mouvement. Un grand
nombre présentent un espace clair central. Cocci en assez grand nombre disposés soit deux par deux, soit en amas. Le Gram décolore les
bâtonnets tandis que les cocci restent colorés en violet.

L'isolement au moyen des boîtes de Pétri, permet de reconnaître
colonies d'Eberth et de *staphylocoques* qui, au bout de plusieurs jours
prennent la teinte dorée en liquéfiant la gélatine.

18 mai. — Culture sur agar-urée ne dégage pas, au bout de quarante-huit heures, l'odeur de la fermentation ammoniacale.

20 mai. — Défervescence matinale.

21 mai. — Température remonte à 39°4 et se maintient aux environs
de 39°.

28 mai. — Abattement plus marqué. Diarrhée plus abondante, langue rôtie, narines pulvérulentes. Pas de taches rosées. Pas de phénomènes pulmonaires. Le malade répond avec grand'peine aux questions, il paraît très sourd (ce que l'on n'avait pas constaté au début).
Bains à 28°.

29 mai. — Même état. Urine contient albumine peut-être un peu
plus qu'à l'examen précédent. Pas de cylindres. Quelques globules
blancs. *Examen indique présence de microcoques et de diplocoques,
et de bâtonnets mobiles.* Culture sur bouillon phéniqué donne uniquement bacille présentant fréquemment un espace clair central. Isolément
par boîtes de Pétri donne deux espèces de colonies, les unes uniquement formées de bacilles présentant tous les caractères du bacille typhique, les autres formées de microcoques qui liquéfient la gélatine.
Ensemencement sur pomme de terre d'une des colonies formées de
bâtonnets donne au bout de quelques jours une surface vernissée,
comme glacée.

31 mai. — Écoulement du pus par l'oreille gauche. Examen du pus
fait constater la présence du streptocoque pur.

2 juin. — Examen d'urine décèle la présence d'une plus grande
quantité d'albumine 0,60 centig. au tube d'Erbach.

Cylindres hyalins, granuleux. Cellules épithéliales du bassinet, quelques leucocytes.

*Examen sur lamelles aussitôt après la prise décèle une quantité in-
nombrable de bacilles d'Eberth dans le champ de la préparation,
chainettes flexueuses en assez grand nombre et quelques grappes de
cocci.* Culture sur bouillon phéniqué donne surtout bacille, mais pas à
l'état de pureté absolue. Il y a quelques cocci dans le champ de la pré-

paration. Culture sur agar donne staphylocoque blanc dès le lendemain.

3 juin. — Amélioration. Ecoulement d'oreille a beaucoup diminué,
pas de gonflement du côté d'apophyse mastoïde, pas de maux de tête,
fièvre diminue.

6 juin. — Température remonte, le malade se plaint de souffrir
dans son mollet gauche.

7 juin. — On constate à la visite l'existence d'une phlébite de la sa-
phène interne à la jambe gauche : cordon induré, douloureux, remontant presque jusqu'au creux du jarret, œdème douloureux de la région.

10 juin. — Trace d'albumine. *Examen immédiat de l'urine démontre présence de microcoques disposés en grappes et en chaînettes. Plus
de bâtonnets.*

Cultures donnent uniquement staphylocoques.

11 juin. — Accidents du côté de jambe disparaissent assez rapidement. 17, il n'en reste plus trace. Demande à manger. Il n'y a plus
d'albumine dans les urines.

1er juillet. — Le malade part pour Vincennes.

OBSERVATION XI (1)

*Dothienéntérie. — Albuminurie. — Hémorrhagie intestinale. —
Staphylococcus albus dans l'urine. — Pas de bacilles d'Eberth.*

Le nommé D..., âgé de 35 ans, miroitier, entré à l'hopital Saint-
Antoine, salle Behier, n° 29, dans le service du Professeur Hayem.

Etait malade longtemps avant son entrée, troubles dyspeptiques.
Depuis 15 jours, malaise, maux de tête, insomnie.

8 avril. — Etat typhique très prononcé, répond difficilement aux
questions, se plaint de maux de tête continuels, de vertiges quand il
essaie de s'asseoir. — Anorexie absolue, langue sèche, rouge sur la
pointe et sur les bords. — Ventre ballonné, légèrement douloureux à
la pression au niveau de la fosse iliaque droite. — Gargouillement,
diarrhée, quelques taches rosées. Bronchite légère.

20 avril. — Albuminurie, hémorrhagie intestinale. Selles noirâtres
pendant 2 à 3 jours.

26 avril. — Urines contiennent de l'albumine 0 g. 30 environ au

---

(1) La partie clinique de cette observation ainsi que celle de l'observation 18,
nous a été communiquée par notre collègue et ami Bodin, interne du service.

tube d'Esbach. *Examen sur lamelles, aussitôt la prise montre des microcoques disposés surtout deux par deux, restent colorés par le Gram. Pas de bâtonnets.*

Cultures sur bouillon, gélatine et *surtout sur agar* sont positives. Sur agar au bout de 24 heures développement abondant d'une culture en nappe, blanche, que l'examen montre composée de microcoques. Le bouillon et la gélatine donnent également des cocci. La gélatine est liquéfiée. — Culture sur agar-urée ne dégage pas la moindre odeur.

5 mai. — Urine contient des traces d'albumine.

14 mai. — Traces d'albumine. *Examen bactériologique de l'urine reste négatif.* Convalescence.

OBSERVATION XII

Dothiénentérie. — Albuminurie légère. — Deux premiers examens bactériologiques de l'urine négatifs. — Albuminurie plus abondante. — Examen bactériologique de l'urine démontre présence du bacille d'Eberth et du staphylococcus albus.

Le nommé P... J... 35 ans, journalier, entre le 25 avril 1891 à l'hôpital St-Antoine, salle Broussais n° 9, dans le service du Dr Ballet. Rien à signaler dans les antécédents héréditaires et personnels.

Malade depuis douze jours. A ressenti des frissons presque continuellement depuis le premier jour, se tenait difficilement sur ses jambes. Vertiges. Saignement du nez. Bourdonnement d'oreilles. Insomnie.

26 avril. — État typhique prononcé. Le malade répond difficilement aux questions. Température 40°6 le matin, 39° le soir. Diarrhée, ballonnement du ventre. Taches rosées. Gargouillement à fosse iliaque droite. Langue rouge à la pointe et sur les bords. Râles de bronchite disséminés des deux côtés. Délire léger pendant la nuit.

27 avril. — Urines acides, contiennent une petite quantité d'albumine. *Cultures sur bouillon phéniqué sont négatives.*

2 mai. — Diarrhée abondante, 10 selles par jour, très fétides. *Cultures d'urine légèrement albumineuse sont négatives.*

7 mai. — Température qui était descendue quelques jours auparavant à 37°8 le matin, remonte à la suite d'une visite à 40°6. Urine contient 1 g. d'albumine au tube d'Erbach.

Examen sur lamelles fait aussitôt la prise démontre la présence d'une grande quantité de bacilles de 2 à 3 μ, mobiles, disposés en petits amas. Se décolorent par le Gram. Cependant dans la préparation quelques cocci restent colorés en violet.

Culture sur bouillon phéniqué se trouble à peine au bout de quarante-huit heures. Examen indique présence presque exclusive de bâtonnets mobiles; microcoques très rares.

11 mai. — Isolement sur plaques permet de reconnaître deux espèces de colonies, les unes formées uniquement de bâtonnets mobiles ne liquéfiant pas la gélatine, se décolorant par le Gram, les autres de microcoques liquéfiant la gélatine restant colorées après le Gram.

15 mai. Ensemencés sur pomme de terre, les bâtonnets donnent au bout de cinq jours une culture à surface lisse, glacée.

Les microcoques ensemencés sur agar présentent les caractères de l'albus. Culture de l'urine sur agar-urée n'a pas dégagé d'odeur ammoniacale au bout de 8 jours. Symptômes s'amendent. Diarrhée a diminué ainsi que le ballonnement du ventre.

16 mai. — Chute de la température. Sueurs. Urines abondantes contenant encore un peu d'albumine, 0,30 cent. environ au tube d'Erbach. *Examen bactériologique immédiat donne encore des bacilles d'Eberth, mais en moins grand nombre. Par les cultures on obtient de l'Eberth et du staphylocoque albus.*

18 mai. — Hypothermie. Appétit est revenu.

24 mai. — Urines ne contiennent plus d'albumine. *Examen et cultures sont négatifs.* — Alimentation : un œuf et une côtelette.

30 mai. — Convalescence persiste.

12 juin. — Malade part pour Vincennes.

OBSERVATION XIII (1)

Dothiénentérie. — Albuminurie. — Bacilles d'Eberth dans l'urine.

Le nommé B... L... âgé de 20 ans, maréchal, entre le 13 avril 1891 à l'hôpital Saint-Antoine, salle Bichat, n° 21, dans le service du Dr Tapret.

Rien à signaler dans les antécédents héréditaires et personnels.

(1) La partie clinique de cette observation et de l'observation XIV appartient à notre collègue et ami Sabouraud, interne du service.

Est malade depuis quatre jours. Anorexie. Douleurs dans le dos. Courbature générale. Epistaxis peu abondante à deux reprises. Vertiges. Insomnie. Pas de diarrhée.

13 avril. — Abattement profond, répond difficilement aux questions.

Ventre très douloureux à la pression au niveau de la fosse iliaque droite. Pas de gargouillement. Rate volumineuse, sensible à la percussion. Langue sale. Pouls dicrote. Urines ne contiennent pas d'albumine.

16 avril. — Diarrhée. Gargouillement dans fosse iliaque droite. Stupeur profonde.

17 avril. — Taches rosées sur la poitrine et le ventre.

20 avril. — Diarrhée diminue. Dicrotisme du pouls a disparu. Rien dans les urines.

22 avril. — Râles de bronchite aux deux bases.

29 avril. — *Examen d'urine.* Urine acide, contient albumine 40 cent. environ au tube d'Esbach.—Pas de cylindres. *Examen sur lamelles fait aussitôt après la prise, montre bacilles mobiles de 2 à 3 μ. — Se décolorent par Gram. Cultures sur bouillon phéniqué, gélatine et pomme de terre donnent les caractères du bacille d'Eberth. Cultures sur agarurée ne dégage pas d'odeur.*

12 mai. — Urine contient encore des traces d'albumine. Examen et cultures *indiquent présence d'Eberth.*

18 mai. — Les urines ne contiennent plus d'albumine.

23 mai. — L'EXAMEN ET LES CULTURES D'URINE RESTENT NÉGATIFS.

OBSERVATION XIV

Dothiénentérie. — Albuminurie (1 gr. par litre), — Pas de bacilles d'Eberth dans l'urine. — Staphylocoques blanc et doré. — Régime lacté. — Guérison.

Le nommé K... J. M... employé, âgé de 26 ans, entre le 29 avril 1891 à l'hôpital Saint-Antoine, salle Bichat, nº 32, dans le service du Dr Tapret.

A signaler dans les antécédents une bronchite en 1889; une éruption de furoncles à la fesse en 1890.

Quinze jours avant son entrée à l'hôpital, le malade est pris de maux de tête et de douleurs à la nuque qui durent toute la journée avec exacerbations vespérales. Epistaxis abondante. Insomnie, cauchemars. —

Pendant la journée quelques vertiges. — Anorexie complète. Constipation. Entre à l'hôpital.

29 avril. — Le malade est abattu, mais répond encore assez bien aux questions, ne souffre pas, se plaint de manque d'appétit et de l'absence de forces. — Ventre légèrement ballonné, un peu douloureux à la pression dans la fosse iliaque droite. Pas de gargouillement. La langue est chargée, blanche. Pas de diarrhée. Percussion de la rate douloureuse. Taches rosées lenticulaires disparaissant à la pression, très discrètes sur le ventre, plus nombreuses dans le dos entre les omoplates. Urine acide, contient 1 gr. d'albumine au tube d'Esbach. Régime lacté.

EXAMEN BACTÉRIOLOGIQUE.—*Examen immédiat et cultures indiquent l'existence de microcoques, mais pas de bâtonnets.*

Culture sur agar-urée n'indique pas fermentation ammoniacale.

3 mai. — Albumine descend à 0.50 centig. par litre. Culture d'urine sur agar donne colonie en nappe de staphylocoque blanc au bout de vingt-quatre heures. Bouillon phéniqué stérile. Pas de colonie d'Eberth sur gélatine au bout de quatre jours. Mais par contre, colonies de *staphylocoques blanc et doré.*

4 mai. — Etat général s'améliore. Plus de taches rosées. Rate moins sensible.

7 mai. — Demande à manger.
Urine contenant toujours 0.50 centig. d'albumine.

12 mai. — Urine contient traces d'albumine. Pas de cylindres.

EXAMEN. — *Cocci qui restent colorés par Gram. Cultures sur bouillon, agar et gélatine donnent staphylocoques blanc et doré.*

17 mai. — 0 Albumine.

21 mai. — *Examen et cultures d'urine restent négatifs.*

OBSERVATION XV

Dothiénentérie. — Albuminurie légère jusqu'au dix-huitième jour. — Pas de microbes dans l'urine, ni dans le sang des taches rosées.

Le nommé P..., âgé de 20 ans, jardinier, entre le 10 février 1891, à l'hôpital Saint-Antoine, salle Broussais, 6, dans le service du Dr Ballet.

Pas de maladies antérieures. Depuis une huitaine de jours se sent courbaturé. Insomnie. Violents maux de tête.

12 février. — Langue sèche, rouge sur les bords. Anorexie complète. Diarrhée abondante (10 selles par jour) très fétide. Gargouillement dans les deux fosses iliaques. Douleur à la fosse iliaque droite. Taches rosées lenticulaires. Nombreux râles muqueux et sibilants dans la poitrine. Pouls, 70, légèrement discrote. Temp. 39°2 le matin, 39°8 le soir. État typhique peu prononcé. Répond bien aux questions. Urine contient 0,25 c. d'albumine.

18 février. — Prostration plus accentuée. Diarrhée augmente. Le malade va continuellement sous lui. Léger nuage d'albumine.

21 février. — Amélioration. — Diarrhée a diminué. Nombreux râles dans la poitrine.

Examen d'urine pratiqué par plusieurs procédés n'indique pas trace d'albumine. Prise aseptique d'urine. *Examen immédiat ne donne aucun résultat.*

25 février. — *Cultures sur bouillon, gélatine, agar, agar-urée sont restées stériles. Cultures faites avec sang des taches rosées sont restées également stériles.*

27 février. — Température 37°, 37°6. Appétit est revenu. Convalescence. Selles normales. Un œuf. Pas d'albumine dans les urines.

7 mars. — Amélioration persiste. *Prise aseptique d'urine. Examen négatif.*

11 mars. — *Cultures sont toutes négatives*

25 mars. — Désigné pour Vincennes.

OBSERVATION XVI (1)

Dothiénentérie. — Albuminurie légère. — Bacilles d'Eberth et staphylocoques dans l'urine.

Le nommé S... Ch..., âgé de 19 ans, garçon d'hôtel, entre à l'hôpital Saint-Antoine, le 17 mai 1801, salle Axenfeld, n° 1, dans le service du Dr Merklen.

A Paris depuis peu de temps. Depuis huit à dix jours, souffre de céphalalgie et de courbature, continue néanmoins à travailler jusqu'il y a quatre jours. Ce jour-là, légère épistaxis; céphalalgie augmente, insomnie.

17 mai. — A son entrée, température 39°8. Pouls 80 franchement

(1) La pat... clinique nous a été communiquée par notre collègue et ami Cautru, interne du service.

dicrote. Le malade se plaint surtout de céphalalgie, pas de prostration. Langue sèche, rouge. Pas de diarrhée. On perçoit cependant du gargouillement dans la fosse iliaque droite. Pas de taches rosées.

18 mai. — Urine, acide, contient de l'albumine en petite quantité.

Examen immédiat montre bâtonnets mobiles, de 2 à 3 μ arrondis aux extrémités. Quelques formes plus allongées. Microcoques peu nombreux. Gram décolore bâtonnets tandis que cocci restent colorés en violet. Culture sur agar-urée ne dégage pas odeur de fermentation ammoniacale. — Culture sur bouillon phéniqué se trouble légèrement le lendemain. Examen fait constater presque uniquement des bâtonnets. Cependant il existe quelques microcoques. Isolement au moyen des boîtes de Petri. Colonies de bâtonnets qui ne liquéfient pas la gélatine ; au contraire, gélatine se liquéfie au niveau des colonies formées de microcoques. Pomme de terre ensemencée avec bâtonnets donne une culture à surface glacée.

19 mai. — Bains froids.

22 mai. — Défervescence de la température. Légère congestion pulmonaire à la base gauche.

24 mai. — Examen des urines indique léger nuage d'albumine.

26 mai. — Urine acide contient traces d'albumine. *Examen immédiat indique présence de bacilles uniquement. Pas de microcoques. Culture sur plaques de gélatine donne surtout colonies d'Eberth : 12 à 15 dans la troisième plaque contre deux à trois colonies formées de microcoques.*

2 juin. — Plus d'albumine du tout. *Examen immédiat de l'urine reste négatif.* Nous n'avons pu faire de culture, le malade ne s'étant pas prêté à la prise aseptique d'urine.

OBSERVATION XVII

Dothiénentérie. — Albuminurie. — Bacilles d'Eberth et staphylocoques dans l'urine. — Disparition simultanée de l'albuminurie et des bacilles d'Eberth. — Persistance des staphylocoques.

Le nommé C... U..., âgé de 43 ans, journalier, entre le 26 mai 1891 à l'hôpital Saint-Antoine, salle Magendie, n° 17, dans le service du Dr Hanot.

Dans ses antécédents personnels, fluxion de poitrine à l'âge de

10 ans ; à 15 ans, fièvre rebelle qui s'est prolongée pendant 18 mois pendant lesquels il ne s'est alité que par intermittences. Arrivé à Paris depuis quinze jours. Maladie a débuté il y a huit jours par des maux de tête et des douleurs de ventre. Il n'a pu se rendre à son travail le lendemain matin. Depuis, douleurs abdominales ont disparu, mais céphalalgie a persisté avec insomnie et anorexie. Pas d'épistaxis.

Etat actuel. Très pâle, prostration. Temp. 40°. Langue est pâteuse. Soif ardente : le malade déclare qu'il mangerait volontiers. — Abdomen légèrement ballonné, pas douloureux, pas de gargouillement dans la fosse iliaque droite ni de taches rosées. Constipation. Rien au cœur ni aux poumons. — Etat typhique très prononcé. Le malade se plaint d'une violente céphalalgie; l'insomnie est à peu près absolue. Urine, acide, contient 1 gr. 50 d'albumine au tube d'Esbach.

Examen indique la présence de cylindres hyalins, de bâtonnets mobiles de 2 à 3 µ, de microcoques, de chaînettes. Quelques cylindres formés d'amas de granulations arrondies prennent très bien la couleur surtout après addition d'acide osmique : ce sont très probablement des cylindres de bactéries.

Le Gram décolore les bâtonnets tandis que les microbes restent colorés. Culture sur bouillon phéniqué se trouble dès le lendemain — A l'examen on trouve surtout des bacilles avec espace clair central; quelques cocci. Isolément sur plaques de gélatine donne colonies de bâtonnets et de staphylocoques autour desquels gélatine est liquéfiée. Pomme de terre ensemencée avec des bâtonnets donne culture à surface lisse, luisante.

30 mai. — Apparition de quelques taches rosées sur l'abdomen.

2 juin. — *Examen d'urine* donne identiquement les mêmes résultats que la première fois. — *Bâtonnets et cocci.*

3 juin. — Céphalalgie et insomnie ont disparu. Râles de bronchite aux deux bases.

8 juin. — Recherche de l'albumine par les procédés de la chaleur, de l'acide nitrique à froid, du réactif d'Esbach, donnent des résultats absolument négatifs.

9 juin. — *Examen d'urine.* — *Il n'y a plus de bâtonnets, Chaînettes courtes de 4 à 6 individus surtout. Cependant quelques cocci en diplocoques et en amas.* — *Cultures sur bouillon, agar, gélatine et pomme de terre donnent exclusivement staphylocoque blanc et jaune.*

12 juin. — La quantité d'urine qui était en moyenne de 1000 à 1200 g. est remontée à 2000 g. depuis 2 jours. Pas d'albumine.

13 juin. — Urine 2.750 g.

13 juin. — Un œuf. — Urine 3.500 g.

20 juin. — Prise d'urine. *Examen immédiat donne un résultat absolument négatif. — Culture sur gélatine reste stérile. Bouillon et agar donnent staphylocoques.*

28 juin. — Part à Vincennes.

OBSERVATION XVIII

Dothiénentérie. — Albuminurie. — Pas de microbes dans l'urine. — Rechute. Deuxième examen négatif.

Le nommé A.... Ch....., âgé de 26 ans, journalier, est entré le 13 avril 1891 à l'hôpital Saint-Antoine, salle Bazin n° 17, dans le service du professeur Hayem.

Quelques jours avant son entrée, malaise, anorexie, céphalalgie, épistaxis, insomnie.

A son entrée, abattement très marqué, céphalalgie, anorexie absolue, langue sale, ventre ballonné, légèrement douloureux à la pression à droite, diarrhée abondante (jusqu'à 12 selles par jour), fétide, jaunâtre. Rate grosse et douloureuse, urines albumineuses.

16 avril. — Éruption de taches rosées sur le ventre et dans le dos. Congestion pulmonaire aux deux bases, traitement : bains froids et acide lactique,

25 avril. — Urine contient une petite quantité d'albumine. *Examen et cultures donnent un résultat entièrement négatif.*

1er mai. — Température basse, symptômes s'amendent.

3 mai. — Rechute. Température remonte à 39°2 le soir, urine contient albumine 0,25 centigrammes environ au tube d'Esbach. *Examen et culture ne décèlent la présence d'aucun micro-organisme.*

5 mai. — Température diminue 38°4. Amélioration continue progressivement les jours suivants.

10 mai. — Plus d'albumine. — Malade part à Vincennes.

OBSERVATION XIX

Dothiénentérie — Albuminurie — Mort — Bacilles d'Eberth dans urine — sang du rein — Sang de la rate.

Le nommé D... H... 24 ans, lithographe, entre à l'hôpital Saint-Antoine, salle Broussais, 15, le 25 août, dans le service du Dr Ballet.

A son entrée, état typhique très prononcé, le malade ne semble pas comprendre les questions qu'on lui adresse, répond de travers. Subdélire continu. Temp. 40° 6 le soir.

25 août. — Langue sèche, rôtie. Diarrhée. Gargouillement dans fosse iliaque ovale. Taches rosées sur le ventre et dans le dos. Râles de bronchite disseminés. Urine contenant 0. 60cs d'albumine au tube d'Esbach. Temp. 40° 2 matin. 40° 04 le soir. Trois bains progressivement refroidis jusqu'à 22°.

26 août. — Stupeur aussi marquée. Délire. Insomnie complète. Temp. 40° 05 le matin. 40° 6 le soir. Trois bains.

27 août. — Temp. du matin 40° 9. Mort.

Urine prise dans la vessie 1/4 d'heure après la mort. Contenait 50 c d'albumine au tube d'Erbach. — Pas de cylindres. *Examen bactériologique. Examens sur lamelles, négatifs. Culture sur bouillon phéniqué s'est troublée légèrement au bout de 24 heures. Culture sur agar a donné deux petites colonies régulièrement circulaires, formées de petits bâtonnets mobiles se décolorant par le Gram.*

Cultures des plaques de Petri, au bout de 3 jours petites colonies grosses comme des têtes d'épingle, formées des mêmes bâtonnets. Pas de liquéfaction de la gélatine, culture sur agar-urée n'a pas provoqué de fermentation.

Sang de la rate ensemencé très peu de temps après la mort a donné au bout de 24 heures, sur agar, une culture excessivement abondante de bacilles d'Eberth. Sang des reins ensemencé dans les mêmes conditions a donné également, sur bouillon phéniqué, agar et gélatine, du bacille d'Eberth absolument pur.

AUTOPSIE. *Intestin grêle* présente des plaques de Peyer à différents stades. Celles qui avoisinent le Cœcum sont ulcérées à certains endroits.

Rate volumineuse, diffluente.

Gros reins blancs. Lésions de néphrite diffuse : glomérulite d'intensité moyenne. Tuméfaction trouble des épithéliums des tubes contournés. — Desquamation par places. Dans un assez grand nombre de tubes contournés sur les coupes fixées à l'acide osmique les cellules épithéliales contiennent des granulations graisseuses disposées assez régulièrement en couronne entre les noyaux et la paroi.

Bien que l'ensemencement du sang du rein ait donné des cultures, il nous a été impossible de les colorer sur les coupes par le Löffler, le Kuhne et le Ziehl.

Observation XX.

Dothiénentérie. — Albuminurie. — Mort. — Bacilles identiques dans reins et dans plaques de Peyer.

La nommée F... A..., fleuriste, entre le 30 juin 1891 à l'hôpital Saint-Antoine, salle Rostan, n° 2, dans le service du Dr Ballet.

La malade entre à l'hôpital dans un état de misère complet. Elle est sale, couverte de poux. Personne ne vient donner de renseignements. Elle est malade, dit-elle, depuis 8 jours. Début par céphalalgie, bourdonnements d'oreilles, diarrhée,

A son entrée on constate un état de stupeur profonde, yeux hagards — langue sèche, lèvres fuligineuses — la malade se plaint de maux de tête. Ventre ballonné, douloureux à la pression. Gargouillement dans la fosse iliaque droite. — Taches rosées sur l'abdomen, plus nombreuses à gauche (7 à 8 contre 2 à droite). — Râles disséminés dans les deux poumons.

2 juillet. — La malade a souffert toute la journée, s'est plainte en poussant des cris continuels. Diarrhée abondante, (7 à 8 selles par jour). — Urines contiennent de l'albumine.

3 juillet. — Malade est très abattue. Temp. monte à 40°8 le soir. Urines contiennent 0,30 c. d'albumine au tube d'Esbach. Mort à 4 h. de l'après-midi.

Autopsie. — *Intestin.* — Gros intestin plein de matières jaunâtres et liquides.

Plaques de Peyer gonflées, quelques-unes sont très hypertrophiées et très épaissies. Follicules clos isolés forment de nombreuses petites saillies. Les plaques les plus altérées sont dans le voisinage de la valvule iléo-cœcale. Ulcérations (Une plaque saillante, mais non ulcérée est mise dans le liquide de Muller pour la recherche des microbes).

Reins. — Volumineux. Poids 230 gr. — Capsule s'enlève facilement. Surface lisse, pâle. Consistance molle, flasque. Sur la surface de section, substance corticale est épaissie, grisâtre. — Substance pyramidale congestionnée.

Histologie. — Les morceaux de reins qui ont servi aux coupes histologiques et pour la recherche des microbes ont été placés dans les réactifs durcissants, *peu de temps après la mort*.

Dans les tubes contournés dilatés les cellules épithéliales perdent leur striation; elles sont souvent confuses, peu distinctes les unes des autres, leur protoplasma est granuleux, le noyau se colore d'une façon défectueuse, quelquefois même plus du tout. — Pas de granulations graisseuses ni d'état vacuolaire. Dans le glomérule il y avait exceptionnellement de l'exsudat. — Pas de prolifération des noyaux de la capsule et du bouquet. — Les tubes collecteurs semblent peu altérés.

MICROBES. — Par le bleu alcalin, nous avons pu colorer des bacilles d'Eberth dans les plaques de Peyer et dans le rein (Planche II, Fig. C. et D.). Ces microbes de même grandeur, de même forme dans les deux coupes présentaient fréquemment un espace clair le plus souvent central, parfois situé à une des extrémités.

Dans la plaque de Peyer, les microbes siègent en plus grand nombre dans la couche cellulaire au dessous de la muscularis mucosae. On les y rencontre, soit dans le tissu cellulaire lui-même, disséminés sans ordre entre les cellules rondes, soit plus souvent, dans l'intérieur même des troncs lymphatiques dont ils dessinent la direction.

Dans les reins, les bacilles sont plus nombreux d'une façon générale que dans la plaque de Peyer. Dans la substance corticale, ils siègent presqu'exclusivement dans le tissu conjonctif qui sépare les tubuli contorti. Ceux qui sont contre la paroi des tubes contournés, espacés les uns des autres par une distance double de leur grand diamètre, en suivent très régulièrement la direction et les courbes. Ceux qui sont dans les espaces qui séparent les tubes contournés se placent sans ordre, sans direction bien déterminée. Les rares bacilles qu'on trouve dans l'intérieur même des tubes contournés sont inclus dans les cellules à distance variable du noyau Nous n'en avons pas rencontré, ni dans l'intérieur du glomérule, ni dans son pédicule vasculaire comme on peut le voir dans la Fig. C de la Planche II, ni dans les vaisseaux sanguins de plus gros calibre.

Dans la substance pyramidale, les bacilles bien moins nombreux que dans la substance corticale, siégeaient uniquement dans le tissu interstitiel.

Observation XXI (1)

Scarlatine. — Angine tardive à staphylocoques. — Albuminurie. — Streptocoques et staphylocoque blanc dans l'urine.

La nommée R. B..., âgée de 18 ans, entre le 16 février au pavillon d'isolement, lit 1 *bis*.

Début le 13 février. Angine, courbature, céphalalgie. A l'entrée, 16 février éruption scarlatineuse de moyenne intensité.

19 février. — Apyrexie, desquamation.

2 mars. — Traces d'albumine constatées pour la première fois. Le même soir la malade se plaint que la gorge lui fait mal de nouveau ; à l'examen, rougeur, exsudat sur les amygdales ; de plus légère exulcération sur l'amygdale droite. Ganglion à droite.

L'examen bactériologique de l'exsudat de la gorge par l'examen et les cultures fait constater la présence des streptocoques en grande majorité.

L'examen sur lamelles de l'urine est négatif. Les cultures sur agar donnent des colonies de streptocoques et de staphylococcus albus.

Observation XXII

Scarlatine. — Albuminurie légère. — Pas de microbes pathogènes dans l'urine. — Microbe accidentel, ferment de l'urée.

La nommée N... L..., âgée de 23 ans, entre le 26 février au pavillon d'isolement de l'hôpital Saint-Antoine, lit n° 2.

Début le 24 février par anorexie, céphalalgie, angine, catharre oculo-nasal. A son entrée, le 26 février, éruption scarlatineuse intense au tronc et aux avant-bras.

27 février. — Temp., 40°4, le soir. Éruption se généralise.

2 mars. — Traces d'albumine.

Examen bactériologique est négatif à l'examen microscopique. Les cultures donnent un bâtonnet mobile de 3 à 4 µ de longueur sur 4 à 5 µ de largeur environ, arrondi aux extrémités, qui liquéfie la gélatine

---

(1) Nous ne saurions trop remercier notre collègue et ami Riche interne du pavillon d'isolement à St-Antoine pour les nombreux renseignements qu'il nous a fournis.

rapidement. Ne se décolore pas par le Gram., culture sur agar-urée dégage au bout de vingt-quatre heures une forte odeur d'ammoniaque.

OBSERVATION XXIII

Scarlatine. — Albuminurie légère survenant au sixième jour. — Staphylococcus albus dans l'urine.

La nommée T... J..., âgée de 28 ans, entre le 27 février à l'hôpital Saint-Antoine, au pavillon d'isolement, lit n° 10.

Début, le 26 février, par un mal de tête violent, frisson et angine. Le 27 février, à son entrée, éruption qui se généralise le lendemain, 28 février. Température, 40°2, le soir.

29 février. — Défervescence.

2 mars. — Va beaucoup mieux.

4 mars. — Pour la première fois on constate de l'albumine en petite quantité dans l'urine.

Examen microscopique est négatif; les cultures donnent des colonies de staphylococcus albus.

OBSERVATION XXIV

Scarlatine. — Angine tardive à streptocoques. — Albuminurie. — Streptocoques et staphylocoque doré dans l'urine.

La nommée L... M..., âgée de 23 ans, entre le 23 février, au pavillon d'isolement de l'hôpital Saint-Antoine, lit n° 11.

Début, le 20 février, par un frisson, de la fièvre, mal à la gorge. Le 21 février, éruption très intense.

23 février. — A son entrée, éruption généralisée est très caractéristique. Pas d'albumine.

2 mars. — Apyrexie complète. 0,25 c. d'albumine environ. Desquamation.

4 mars. — Malaise, courbature, mal de tête. Temp., 38°4, le soir. La malade se plaint d'avoir mal à la gorge : à l'examen, on constate de la rougeur du voile du palais et des amygdales sans exsudat.

5 mars — Mal de gorge a augmenté. A l'examen, on découvre plusieurs points blancs disséminés sur les piliers et les amygdales. *L'examen microscopique et les cultures font constater la présence de chaînettes.*

L'examen microscopique de l'urine est négatif au point de vue des microbes. Les cultures sur agar donnent surtout des colonies de strep-tocoques, et quatre à cinq colonies de staphylococcus aureus.

OBSERVATION XXV

Scarlatine. — Albuminurie. — Streptocoques dans l'urine.

Le nommé M... A..., âgé de 24 ans, entre le 18 février 1891 à l'hôpital Saint-Antoine au pavillon d'isolement, lit n° 7.

Début. — Le 17 février par de la céphalalgie, mal à la gorge. Fiè-vre vive.

Le lendemain éruption. La maladie suit son cours régulier, mais cependant l'angine n'a jamais complètement disparu jusqu'au 3 *mars,* date où nous pratiquons l'*examen bactériologique de l'urine et de la gorge.* L'urine contenait de l'albumine en assez grande quantité. Le lendemain au tube d'Esbach on note 0,50 c. Nous n'avons pu savoir si l'albumine existait dès les premiers jours.

L'examen sur lamelles de l'urine est négatif. Les cultures donnent des microcoques disposés surtout en chaînettes courtes, formées de 6 à 8 éléments au plus. Quelques-uns isolés ou accouplés deux par deux. Pas de liquéfaction de la gélatine. Cultures sur agar-urée ne fermentent pas. Un fil de platine promené sur la gorge au point où il y avait de l'exsudat et ensemencé sur de l'agar, a donné, au bout de 24 heures, de nombreuses colonies dont la grande majorité était formée de chaînettes.

OBSERVATION XXVI

Scarlatine. — Angine tardive. — Albuminurie et hématurie. — Streptocoques dans l'exsudat de la gorge et dans l'urine.

Le nommé V... J..., âgé de 27 ans, entre le 6 février à l'hôpital Saint-Antoine, au pavillon d'isolement, lit n° 10. Début le 29 janvier par frisson et angine.

2 février. — Éruption.

6 février à son entrée, éruption a disparu, l'angine persiste. Des--quamation.

19 février. — Angine augmente. Exsudats abondants recouvrant les piliers et la luette. Température élevée oscillant aux environs de 39°. jusqu'au 26 février.

24 février. — Le malade s'est plaint d'une violente courbature. Œdème de la face. L'examen et le dosage de l'urine indiquent 1 gr. d'albumine au tube d'Esbach.

26 février. — Albumine 1 g. 50 c. Urines peu abondantes : 500 g. environ en 24 heures.

27 février. — Angine diminue.

2 mars. — Urines hématuriques.

L'examen microscopique indique la présence de globules sanguins, de cylindres granuleux et de quelques chaînettes peu nombreuses. Les cultures d'urines ont donné uniquement du streptocoque.

Dans la culture sur agar-urée, il ne s'est pas produit de fermentation. L'ensemencement de l'exsudat de la gorge sur agar a donné de nombreuses colonies de streptocoques.

Observation XXVII

Scarlatine. — Angine tardive. — Albuminurie intense. — Streptocoques et staphylocoques dans l'urine.

A... A..., âgé de 25 ans, entre le 27 janvier à l'hôpital Saint-Antoine, au pavillon d'isolement, lit n° 22. Début le 23 par un frisson, mal à la gorge.

24. Éruption scarlatineuse.

25. Envoyé à la Charité d'où il est transféré à Saint-Antoine.

26. A son entrée, l'éruption et l'angine sont à peu près disparues.

6 février. — Desquamation. L'appétit revient, pas d'albumine.

11 février. — Courbature. Céphalalgie. Angine intense.

12 février. — Anasarque léger. — *Les urines peu abondantes en 24 heures contenaient 8 gr. d'albumine.* — Régime lacté absolu.

28 février. — Diminution graduelle de l'albumine jusqu'à ce jour ; il n'y a plus qu'un demi-gramme par litre.

2 mars. — 0.25 cg. d'albumine environ. Alimentation = 1 degré partiel.

3 mars. — 0.75 cg. d'albumine. — *L'examen de l'urine indique la présence de cylindres en très grande quantité, de leucocytes et de microcoques disposés surtout en amas. — Les cultures d'urine*

donnent en nombre à peu près égal des colonies de streptocoques et de staphylocoque doré. La culture sur agar-urée n'a pas fermenté.

OBSERVATION XXVIII

Scarlatine. — Albuminurie tardive. — Pas de microbes dans l'urine.

Le nommé D... H..., 19 ans, entre le 8 février au pavillon d'isolement de l'hôpital Saint-Antoine, lit n° 28.

Début le 6 février par de la céphalalgie, de la courbature, de l'angine.

8 février. — A son entrée éruption intense.

15 février. — Desquamation.

26 février. — Céphalalgie. Courbature. Température 38°6.

27 février. — Face un peu bouffie. Albumine 1 gr.

Examen bactériologique reste négatif sur les lamelles, négatif également sur les cultures.

OBSERVATION XXIX

Scarlatine. — Angine du début prolongée se terminant par suppuration. — Staphylocoque doré dans l'urine.

Le nommé P... F..., âgé de 17 ans, entre le 24 février à Saint-Antoine, au pavillon d'isolement, lit n° 36.

Début le 22 février par de la courbature généralisée. Céphalalgie.

23. Angine.

24. A son entrée, éruption discrète. Ganglions du cou sont tuméfiés.

26 février. — Symptômes de l'angine augmentent. Frisson violent. Fièvre à 39°5 le soir. Douleur vive plus accentuée à gauche. — Mouvements de la mâchoire très difficiles. Aussi examen est-il incomplet. Cependant on peut distinguer l'amygdale gauche tuméfiée, recouverte d'exsudats blanchâtres. Albumine dans l'urine.

L'urine à l'examen microscopique ne contenait pas de microbes. Les cultures ont donné du staphylococcus aureus. Pas de streptocoques.

28 février. — 1/2 gramme d'albumine environ par litre au tube d'Esbach. Température 38°6 le matin, 39°2 le soir.

3 mars. — La température s'est maintenue élevée jusqu'à aujour-
d'hui. Ouverture spontanée de l'abcès. Pus fétide mélangé à quelques
filets sanglants. L'examen bactériologique n'a pas été fait.

4 mars. — 0.30^{cg}. d'albumine environ au tube d'Esbach.

OBSERVATION XXX

Scarlatine. — Néphrite à streptocoques

La nommée L... M... 36 ans, entre le 9 juillet 1891 au pavillon
d'isolement de l'hôpital St-Antoine, lit n° 4.

Malade depuis deux jours. Début par de la céphalalgie violente,
frisson, mal de gorge le lendemain. 9 juillet, à son entrée, température 39°5. Pouls très rapide, petit 120. Eruption scarlatineuse, généralisée. Angine sans exsudat. Pas d'albumine dans les urines.

13 juillet. — Traces d'albumine ; éruption persiste.

16 julllet. — Eruption n'a pas complètement pâli. La desquamation
commence à se faire. Etat typhoïde, lèvres fuligineuses; pouls petit,
fréquent. Albumine a augmenté très notablement, mais elle n'a pas été
dosée.

17 juillet. — 4 bains à 30°.

18 juillet. — 6 bains à 26°.

19 juillet. — 6 bains à 26°.

Mort le 20 à 2 heures du matin.

AUTOPSIE. — Congestion des deux bases.

La rate n'est pas très volumineuse.

Les reins sont congestionnés ; à la section, la substance corticale
sensiblement augmentée de volume présente une couleur jaune rou-
geâtre qui tranche sur la coloration rouge vive de la substance pyramidale.

HISTOLOGIE. — Coupe colorée au picro-carmin de Ranvier.

Glomérulite de moyenne intensité. Prolifération des cellules de la
capsule de Bowman qui sont tuméfiées et desquamées par places.
L'espace vide qui sépare le bouquet capillaire de la capsule contient
un certain nombre de cellules rondes noyées dans une masse très
finement granuleuse. Pas d'hémorrhagies intra-capsulaires. L'épithélium des tubes contournés est altéré très diversement suivant les

endroits de la coupe. En général il est tuméfié, fusionné ; le protoplasma et surtout le noyau se colorent mal. Pas d'état vacuolaire. Dans
quelques tubes contournés, on note une desquamation de la partie
centrale de l'épithélium, ce qui élargit considérablement la lumière.

Les capillaires du tissu conjonctif sont très distendus, gorgés de
sang ; pas d'hémorrhagies interstitielles. Les noyaux du tissu conjonctif
sont augmentés de nombre dans toute l'étendue de la coupe.

Microbes. — Coupe colorée an bleu alcalin (Planche III. Fig. E.).

On découvre uniquement des chaînettes de microcoques de dimensions très variables ; les plus petites formées de 6 à 8 éléments ; les
plus longues atteignant le chiffre de 40 individus. Ces streptocoques
siègent en plus grand nombre dans le tissu conjonctif aux points de
jonction de deux ou plusieurs tubes contournés, où ils forment parfois
un véritable chevelu. On en trouve également dans l'intérieur même
des tubes contournés où ils se disposent volontiers tout autour de la
lumière, restant éloignés de la paroi. Les vaisseaux sanguins, peut-
être plus ceux de gros calibre, renferment des chaînettes qui existent non seulement dans l'intérieur même des vaisseaux, mais qui
s'infiltrent souvent dans la paroi entre les fibres cellules. Les microbes sont beaucoup plus rares dans les capillaires du glomérule.

Dans la substance pyramidale, les streptocoques siègent surtout
dans le tissu conjonctif et dans les vaisseaux, exceptionnellement dans
les tubes collecteurs.

Observation XXXI.

Scarlatine. — Néphrite à staphylocoques.

La nommée H... L... âgée de 25 ans, entre le 25 juillet au pavillon d'isolement de l'hôpital Saint-Antoine, lit n° 1.

Malade depuis deux jours ; début brusque par mal de gorge, frisson,
abattement.

25 juillet. — A son entrée, rougeur uniforme de toute la face ; rien
sur le tronc ; éruption morbilliforme sur les bras. — Pas de catarrhe
oculo-nasal. Angine peu intense. Température peu élevée, pouls fréquent. — Albumine 0,30 c. au tube d'Esbach.

26 juillet. — Même état, somnolence, lèvres fuligineuses, Eruption
se généralise au tronc en même temps qu'elle pâlit.

27 juillet. — Desquamation commence à se faire aux mains par de larges squames sans que l'éruption ait disparu.

29 juillet. — Vomissements bilieux.

30 juillet. — Nuit agitée, délire, somnolence le matin.

31 juillet. — Agitation extrême la nuit.

1ᵉʳ août. — Au matin, temp. 38°9. P. 136 abattement considérable. Mort à 1 heure de l'après midi.

Autopsie. — Poumons très congestionnés aux deux bases. Foie 1700 ; rate de volume moyen, présente une consistance normale.

Reins. — Les deux reins sont volumineux, de consistance molle ; la capsule se détache facilement. La surface de l'organe apparaît alors blanche et présente de fines arborisations veineuses. A la coupe, la substance corticale est blanchâtre, plus épaisse que normalement. La substance pyramidale est également peu colorée. Quelques kystes dont le plus gros a le volume d'une noisette.

Histologie. — Glomérulite intense. Amas considérable de cellules rondes dans la lumière de la capsule de Bowman. Les cellules endothéliales de la capsule sont tuméfiées, leurs noyaux semblent plus nombreux. A certains endroits, tout autour du glomérule on constate une accumulation de globules blancs. D'une façon générale, les noyaux du tissu conjonctif sont bien plus nombreux que normalement.

Du côté des tubes contournés on note la tuméfaction trouble et la fusion des cellules épithéliales ; l'élection de la matière colorante sur le noyau est très défectueuse. Etat vacuolaire limité à certains endroits de la coupe. Pas de dégénérescence graisseuse.

Microbes. — Sur des coupes colorées au Gram Weigert ou au bleu alcalin on découvre un nombre considérable de microcoques. A certains endroits ils sont agglomérés en masses qui prennent très fortement la matière colorante et où il est difficile de distinguer chaque élément en particulier si ce n'est à la périphérie de la colonie. En général, ils sont disséminés dans toute l'étendue de la coupe. Rarement isolés, quelquefois accouplés deux par deux, ces microcoques très réguliers, tous à peu près de même volume se disposent en petits amas, en grappes. Leur siège de prédilection se trouve être le tissu conjonctif qui sépare les tubes contournés. On en voit aussi dans l'intérieur même des tubes contournés soit au milieu de la lumière, soit dans l'intérieur même des cellules épithéliales. Les vaisseaux sanguins de gros calibre ainsi que les capillaires en contiennent aussi mais en moins grand nombre que le tissu conjonctif et les tubes contournés.

Observation XXXII

Scarlatine. — A la suite de rougeole. — Broncho-pneumonie. —
Néphrite à staphylocoques. — Etat vacuolaire généralisé.

La nommée D .. M..⁎ âgée de 7 mois, entre le 21 juillet au pavillon
d'isolement de l'hôpital Saint-Antoine, lit 11.

A été soignée trois semaines auparavant à la crèche pour une rougeole ; en est sortie complètement guérie ; ne toussait pas, est retombée
malade depuis vingt-quatre heures.

A son entrée le 21 juillet, temp. élevée, 39°6. Dysphagie, rougeur du
pharynx ; amygdales volumineuses, sans exsudat. Pas de catarrhe oculo-
nasal. — Eruption morbilliforme qui devient confluente les jours
suivants.

26 juillet. — Pâleur, dyspnée. La température qui avait baissé
remonte à 38°5. Submatité et respiration souffrante à droite.

28 juillet. — Temp. 39°. Dyspnée considérable. Mort à onze heures.

Autopsie. — Larynx sain. Congestion intense des deux poumons. —
Foyers de broncho-pneumonie disséminés.

Reins. — Volumineux, de consistance peu ferme, très congestionnés. — Capsule se détache très facilement. — A la section la
substance corticale est épaissie, la substance pyramidale est d'un rouge
vineux.

Les cultures sur agar faites avec le sang du rein donnent unique-
ment des colonies de staphylocoque doré.

Histologie. — Glomérulite de moyenne intensité. Les cellules endothéliales de la capsule sont tuméfiées. Les noyaux du bouquet sont
augmentés de nombre, mais remplissent rarement la lumière. Pas d'hémorrhagies intra-capsulaires. — Le tissu conjonctif très développé
contient une assez grande quantité de cellules rondes, parfois réunies
en petits amas, plus spécialement autour des glomérules. Quelques
hémorrhagies interstitielles ; mais la lésion dominante est sans con-
tredit *l'état vacuolaire très prononcé et très étendu des tubes contour-*
nés. Les cellules épithéliales entièrement fusionnées entre elles forment un revêtement continu creusé très irrégulièrement de vacuoles
de dimensions très inégales. Les vacuoles siègent tantôt dans l'intérieur
même de la cellule, plus ou moins au voisinage du noyau ; tantôt, au
contraire, elles se rangent tout autour de la lumière qui devient de ce
fait très irrégulière et polycyclique. Les noyaux des cellules épithé-

liales se colorent mal en général, et souvent plus du tout. Pas d'altérations dans les tubes collecteurs; cependant dans quelques-uns on note une desquamation de l'épithélium par endroits, et leur lumière est parfois remplie de masses finement granuleuses dans lesquelles on distingue quelques globules rouges.

Microbes. — Coupe colorée au bleu alcalin. (Planche III. — Fig. F) Microcoques disséminés dans la coupe. Quelquefois accouplés deux par deux, ils sont en général réunis en petits amas qui siègent de préférence soit dans le tissu conjonctif périglomérulaire, soit dans les espaces qui séparent plusieurs tubes contournés. Ils sont moins nombreux dans les tubes contournés où cependant on en découvre assez facilement aussi bien dans les cellules épithéliales que dans la lumière. — Dans les vaisseaux les microcoques se mettent surtout en rapport avec la couche endothéliale; nous n'en avons pas rencontré dans les parois des vaisseaux. A aucun endroit de la coupe, ils n'étaient assez nombreux pour remplir entièrement leur lumière. Ils siègent moins souvent dans les capillaires du glomérule, et plus exceptionnellement encore dans la lumière qui les sépare de la capsule.

INOCULATIONS

INOCULATIONS DES STAPHYLOCOQUES

RETIRÉS DE L'URINE NORMALE

Première série. — Aran 25, *Hystérique*. — 22 avril. — Inoculation sous-cutanée à un cobaye de 2 cc. de bouillon datant de trois jours, à 37°.

25 avril. — Induration.

29 avril. — L'animal est sacrifié ; foyer purulent au point d'inoculation.

Aran 11 *bis*, *Hystérique.* — 22 avril. — Inoculation sous-cutanée à un cobaye de 2 cc. de bouillon datant de trois jours à 37°.

29 avril. — Aucun accident ; l'animal est sacrifié ; légère infiltration œdémateuse, mais pas de pus.

2ᵉ Série. — G..., *élève du service.* — 5 mai. — Inoculation sous-cutanée à un cobaye de 2 cc. de bouillon datant de trois jours, à 37°.

10 mai. — Cobaye meurt. A l'autopsie, foyer de suppuration au point d'inoculation. Abcès du foie et du rein.

Cadavres. — Aran 19. *Thrombose syphilitique*. — 27 mai. — Inoculation sous-cutanée à un cobaye de 1 cc. de bouillon datant de trois jours à 37°. Induration quatre jours après.

5 juin. — Induration se ramollit. A l'ouverture, on constate du pus.

Aran 22 (*ramollissement cérébral*). — 7 juin. — Inoculation sous-cutanée de 1 cc. de bouillon datant de trois jours à un cobaye. Induration le 9 juin.

13 juin. — Sacrifié. Foyer purulent au point d'inoculation.

OBSERVATION V

Pemphigus infectieux. — Inoculations.

20 mai. — Inoculation sous-cutanée à un cobaye de 1 cc. de bouillon de staphylocoque doré isolé de l'urine le 1c mai.

23 mai. — Induration.

27 mai. — Foyer purulent limité au point d'inoculation.

28 mai. — Inoculation dans le péritoine d'un cobaye, de 1 cc. de bouillon ensemencé depuis trois jours avec le staphylocoque doré, isolé du liquide d'une vésicule. Aucun accident à la suite.

PNEUMONIES

Observation VII. — 14 avril. — Inoculation dans le tissu cellulaire sous-cutané d'une souris, d'une certaine quantité de crachats délayés dans de l'eau stérilisée. Mort au bout de 40 heures environ.

Examen et culture du sang ont donné du pneumocoque.

Observation VIII. — 3 juin. — Inoculation sous-cutanée à une souris de crachats délayés dans de l'eau stérilisée, mort au bout de 24 heures. Pneumocoques dans le sang.

Inoculation sous-cutanée de 2 cc. d'urine à une souris : mort au bout de 36 heures environ. Pneumocoques dans le sang.

FIÈVRE TYPHOIDE

Observation XII. — Staphylococcus retiré de l'urine le 7 mai.

11 mai. — Injection de 1 cc. de bouillon datant de 48 heures, dans le grande veine auriculaire d'un lapin.

13 mai. — Mort. Congestion intense des viscères. Ensemencement sur agar du sang du foie, du rein et du cœur reproduisent le staphylococcus albus. La culture de l'urine prise aseptiquement dans la vessie est également positive.

Observation XIV. — Staphylocoque doré retiré de l'urine le 12 mai.

17 mai. — Inoculation de 1 cc. de bouillon datant de 48 heures dans le tissu cellulaire d'un cobaye.

26 mai. — Foyer purulent très limité. Ensemencement du pus sur agar fournit le staphylococcus aureus.

Autopsie. — Rien dans les viscères. Cultures du sang du cœur, du foie et du rein sont positives.

Observation VII. — Staphylocoque blanc isolé de l'urine le 17 mai.

22 mai. — Inoculation de 1 cc. de bouillon datant de 48 heures dans le tissu cellulaire sous-cutané d'un cobaye.

24 mai. — Induration de la grosseur d'une noisette.

26 mai. — Foyer purulent au niveau de l'inoculation. Reins très congestionnés. Abcès du foie. Ensemencements du sang du cœur et du pus sur agar fournissent des cultures pures de staphylococcus albus.

PLANCHES

PLANCHE I

FIG. A. — *Rein du chat 3. Injection de pneumocoques après section de la moelle.*
CHAT 3. (Leitz Immers 1/16. Ocul. 1.)
Tissu conjonctif. Pneumocoques nombreux, surtout dans les espaces qui séparent les tubes contournés. Disposition en couronne autour de leur paroi.
Tubes contournés. P. inclus dans les cellules d'Heidenhain.
Glomérules. P. disséminés dans les capillaires, manquent totalement dans la lumière de la capsule.

FIG. B. — *Rein de pneumonie.* (Observation 8.)
Leitz Immers 1/16. Ocul. 1.
Tissu conjonctif. Pneumocoques plus nombreux dans les espaces qui séparent les tubes contournés.
Tubes contournés. Tendance à la disposition concentrique. P. infiltrés dans les cellules d'Heidenhain.
Glomérules. P. disséminés dans les capillaires et dans la lumière.
Vaisseaux. P. très nombreux ainsi que dans les foyers hémorrhagiques.

Ces planches ont été dessinées à la chambre claire sur nos préparations par notre excellent ami le Dr Lyot, chef de clinique à la Faculté, que nous sommes heureux de remercier à cette occasion.

Fig. A

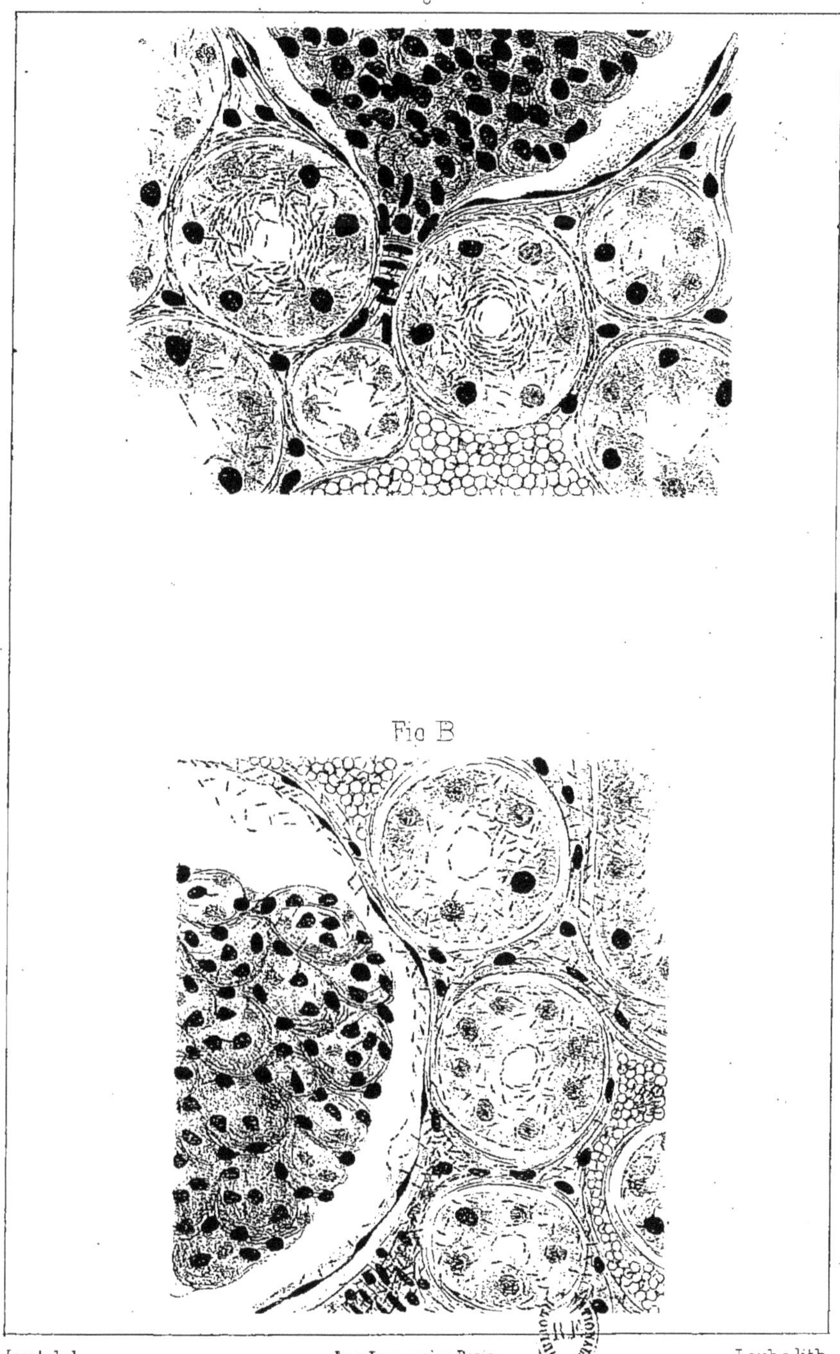

Fio B

Lyot del.   Imp. Lemercier, Paris.   Leuba lith.

G. Steinheil, Editeur.

PLANCHE II

Fɪɢ. C. — *Rein de fièvre typhoïde.* (Observation 20.)
(Leitz Immers 1/16. Ocul. 1.)
Tissu conjonctif. Est le siège d'élection des bacilles. Tendance à la
  disposition concentrique.
Tubes contournés. Quelques rares bacilles.
Vaisseaux et Glomérules. N'en contiennent pas.

Fɪɢ. D. *Plaques de Peyer de fièvre typhoïde.* (Observation 20.)
(Leitz Immers 1/16. Ocul. 1).
Coupe portant sur la couche sous-muqueuse. — Bacilles d'Eberth
  dans le tissu ly mphoïde et dans les troncs lymphatiques.

———————

Fig. C

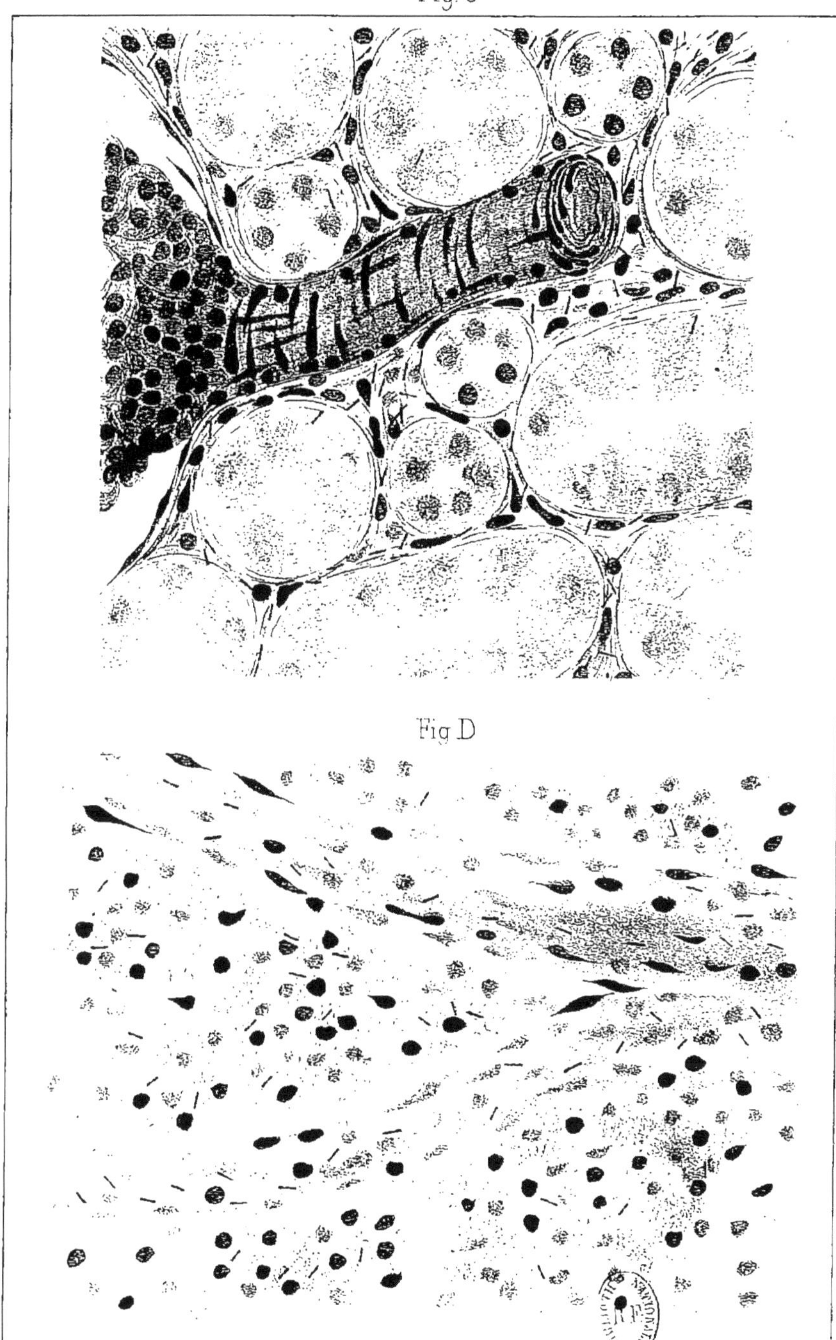

Fig D

PLANCHE III

Fɪɢ. E. — *Rein de scarlatine. — Néphrite à streptocoques.* (Observation 30.)

Leitz Immers. Ocul. 1.

Tissu conjonctif. Chevelu de streptocoques dans les espaces conjonctifs.

Tubes contournés. Les cellules en contiennent un certain nombre.

Glomérules. Peu nombreux.

Vaisseaux. Streptocoques existent dans la lumière et infiltrent la paroi.

Fɪɢ. F. — *Rein de scarlatine. — Néphrite à staphylocoques.* (Observation 32.)

Leitz Immers. 1/16 Ocul. 1.

Tissu conjonctif. Grappes de microcoques dans les espaces.

Tubes contournés. Quelques-uns dans les cellules et dans la lumière.

Glomérules. Staphylocoques rares.

Vaisseaux. Staphylocoques très nombreux.

Fig. E

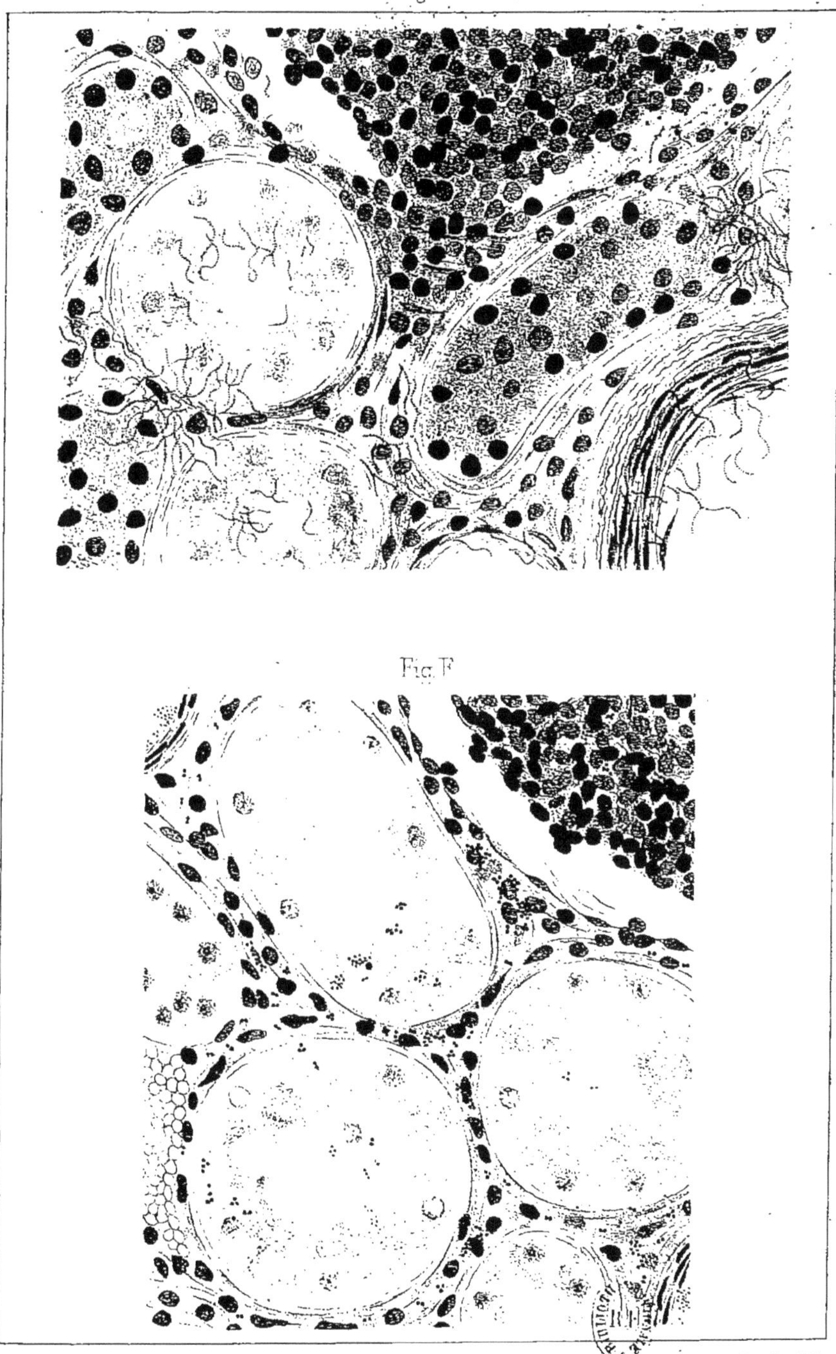

Fig. F

Lyot del.

Imp. Lemercier, Paris

Leuba lith.

G. Steinheil Editeur

TABLE DES MATIÈRES

Le Mans. — Typ. Ed. Monnoyer.

www.ingramcontent.com/pod-product-compliance
Ingram Content Group UK Ltd.
Pitfield, Milton Keynes, MK11 3LW, UK
UKHW022337090726
13658UKWH00001B/321